„Ich muss erst mal gar nichts!“

Das Resilienz Praxisbuch für empathische Power-Frauen:

Wie Sie Stress abbauen, Depressionen vorbeugen und innere Stärke entfalten

„Ich muss erst mal gar nichts!" – Das Resilienz Praxisbuch für empathische Power-Frauen: Wie Sie Stress abbauen, Depressionen vorbeugen und innere Stärke entfalten

1. Auflage
Lea Fichtner
ISBN: 9798719974026

Inhaltsverzeichnis

Einleitung

Wir Frauen müssen vieles gleichzeitig leisten: Der Job, die Familie und der Haushalt. Die Bedürfnisse aller anderen wollen auch erfüllt werden. Wir sollen scheinbar Übermenschen sein, die alles schaffen, nie an sich selbst denken und nur wenig schlafen. So wird es zumindest vorgelebt, da die Beschwerde, dass alles zu viel wird, gar nicht gut ankommt. Doch was ist mit den eigenen Bedürfnissen, der Entwicklung der Persönlichkeit und einem Ausgleich zu all diesen Aufgaben? Meist bleiben wir selbst zurück und fühlen uns zu recht überfordert bei den zahlreichen Aufgaben. In bestimmten Situationen kommt das Gefühl hoch, eine regelrechte Versagerin zu sein, da es bei anderen Frauen scheinbar selbstverständlich funktioniert, Job und Familie unter einen Hut zu bringen.

Ich selbst habe mich lange vernachlässigt, habe mich für alle anderen aufgeopfert und ignoriert, dass auch ich auch Bedürfnisse habe. Der Wunsch nach mehr Zeit für mich selbst und nach einem Ausgleich wurde zwischenzeitlich übermächtig. Ständig war ich müde, Rückzugsorte oder freie Zeiten waren für mich Fremdwörter. Und ich hatte nicht die Energie oder die innere Stärke, mich dagegen zu wehren. Neben der viel zu starken Belastung durch Beruf und Familie setze mir Stress sogar gesundheitlich zu. Ängste nahmen mir den Atem und die psychische Belastung war einfach zu stark. Doch der Weg aus der ständigen Spirale von Stress und Überforderung sowie den Bedürfnissen aller anderen war nicht einfach. Viel zu oft wurde ich zusätzlich als schlechte Mutter bezeichnet, da meine Karriere mir scheinbar wichtiger war als eine „Vollzeitstelle" Zuhause.

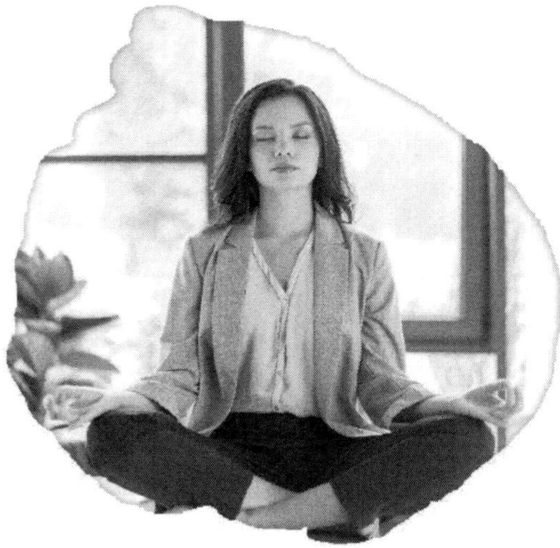

Suchen Sie auch nach Lösungen, wie Sie trotz der Doppelbelastung von Familie und Job wieder ausgeglichen und innerlich stark sein können? Wünschen Sie sich so manches Mal, dass Stress stärker an Ihnen abprallt und Sie sich einfach das Recht auf mehr Auszeiten nehmen? Wollen Sie besser mit Problemen umgehen, Ablehnung ignorieren und die Versagensängste in Ihrem Leben überwinden?

Mit diesem Buch möchte ich mich an alle Frauen richten, die etwas verändern wollen und einen Weg aus der ständigen Überlastung heraussuchen. Natürlich ist eine starke Resilienz immer wichtig, auch ohne Familie – schließlich überfordert die Arbeit oft schon genug. In diesem Buch zeige ich Ihnen, wie Sie gezielt Ihre Resilienz trainieren können und welche Dinge mir persönlich besonders geholfen haben. Entdecken Sie die 7 Säulen der Resilienz und überwinden Sie schädliche Glaubensmuster, die uns innerlich blockieren.

Mein Leben hat sich durch mein umfassendes Training für mehr Resilienz stark verändert. Die Herausforderungen im Alltag haben sich nicht geändert, der Job und die Familie sind noch immer stressig. Ständig denken die Menschen aus meinem Umfeld, ihre Bedürfnisse kommen an erster Stelle, immer vor meinen eigenen. Doch ich habe gelernt, mich gar nicht mehr von diesen Dingen stressen oder ermüden zu lassen. Ich nehme mir die Zeit für mich selbst, denke heute optimistischer und das Beste daran: Ich genieße mein Leben, leiste mehr und bin nicht nur glücklicher, sondern auch noch erfolgreicher als früher.

Sie wünschen sich auch, dass Sie Ihr Leben meistern und mit allen Herausforderungen im Leben umgehen zu können? Wenn Sie zukünftig Stress an sich abprallen lassen wollen, dann erfahren Sie in diesem Buch, wie Sie innerlich stärker und widerstandsfähiger werden. Ich bin davon überzeugt, dass meine eigenen Erfahrungen sowie die Entwicklung durch die in diesem Buch vorgestellten Übungen anderen Frauen dabei helfen werden, ebenfalls eine größere Resilienz zu erreichen. Stellen Sie sich Ihr Leben vor, in dem Stress Ihnen nicht mehr so nahe geht, in dem Ängste keinen großen Raum mehr einnehmen und in dem Sie selbst Zeit für sich und für Ihre Bedürfnisse haben. Sie denken, das wäre nicht möglich? Es ist möglich, es kommt nur auf die passende Herangehensweise an – über die Sie in diesem Buch mehr erfahren werden!

In diesem Sinne wünsche Ich Ihnen zunächst einmal viel Freude beim Lesen und Erfolg bei der Umsetzung der vorgestellten Übungen. Schaffen Sie sich bewusst Rückzugsorte, nehmen Sie sich Auszeiten und seien Sie vor allem auch für sich selbst da – und nicht immer für alle anderen!

Ihre Lea Fichtner

Resilienz

mit Krisen und Herausforderungen besser umgehen

Einen besseren Umgang mit Krisen zu schaffen, widerstandsfähiger zu werden und den Ausgleich zur Doppelbelastung von Familie und Job zu erreichen: Das soll Resilienz sein? In diesem Kapitel werde ich Ihnen zuerst erklären, was Resilienz überhaupt ist und den heute verbreiteten Begriff genauer definieren. Außerdem zeige ich Ihnen auf, warum es in der heutigen Zeit immer wichtiger wird, die eigene Resilienz zu stärken oder überhaupt erst zu erreichen. Schließlich nehmen die Belastungen des Alltags immer weiter zu und sorgen dafür, dass es sehr schwer wird, Auszeiten zu schaffen. Für niemanden gilt das wohl mehr als für uns Frauen, die den Spagat zwischen Familie und Beruf schaffen wollen. Und dann leider schnell merken, dass die Herausforderung sehr groß und das Verständnis der Gesellschaft sehr gering ist.

Grob gesagt ermöglicht die Resilienz es, besser mit Krisen umzugehen und die Belastungen im Alltag zu stemmen.

Doch hier steckt noch deutlich mehr dahinter, sodass ich Ihnen an dieser Stelle erst einmal den Begriff der Resilienz mit dem dahinterstehenden Konzept darstellen möchte. Ein genauer Blick auf den aus dem lateinischen abgeleiteten Begriff Resilienz zeigt schnell, was es mit diesem auf sich hat. Als Ursprung für den heute gebräuchlichen Begriff wird das lateinische Wort *resilire* angesehen, welches mit der Übersetzung *abprallen* oder *zurückprallen* gut getroffen ist. Eine andere Übersetzungsmöglichkeit wäre hier noch das Wort *zurückspringen*. Damit beschreibt der Begriff an sich schon sehr gut die Bedeutung der Resilienz. Gemeint ist hiermit, dass negative Einflüsse, Herausforderungen und Krisen regelrecht an den Menschen abprallen, die über eine hohe Resilienz verfügen. Außerdem beinhaltet die Resilienz, dass die Menschen sich Verhaltensweisen aneignen, um mit den Herausforderungen und Krisen besser umgehen zu können. Das bezieht die persönliche Einstellung jedes einzelnen genau wie die direkte Reaktion in schwierigen Momenten ein.

Schauen wir uns noch einmal einige weitere Definitionen an, bevor wir auf die genauere Bedeutung der Resilienz zu sprechen kommen. Denn es ist ganz wichtig festzuhalten, dass es verschiedene Definitionen des Begriffes gibt und wohl keine gängige Erklärung ganz vollständig ist und alle Facetten der Resilienz umfassen kann. Resilienz wird als *psychische Widerstandskraft* bezeichnet oder als eine *Fähigkeit, mit Krisen umzugehen*. Es handelt sich hierbei um die Fähigkeit, mit Problemen der Gesundheit, des Körpers, der Umwelt, der Lebenssituation sowie mit Schicksalsschlägen im Allgemeinen umzugehen. Tatsächlich besteht auch die Annahme, dass von resilienten Menschen vorhandene positive Emotionen genutzt werden, um negative Momente oder Emotionen an sich abprallen zu lassen. Sie können jedes Glas halb voll oder halb leer bezeichnen. Natürlich geht positives Denken oder die Verwendung von positiven Emotionen noch viel tiefer, wie Sie ebenfalls im weiteren Verlauf des Buches erfahren werden. Achtsamkeit, positive Gefühle und im Allgemeinen eine positivere Sichtweise auf viele Dinge haben mir persönlich sehr geholfen, um mehr Zufriedenheit im Leben zu erfahren und um meine Resilienz auszuprägen.

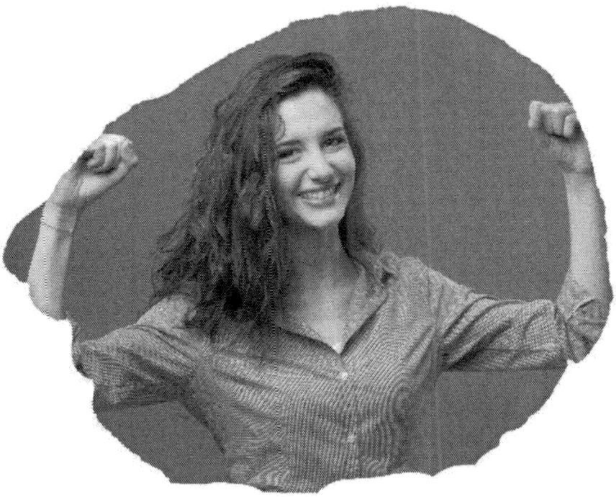

Kennen Sie das Sprichwort „Was mich nicht umbringt, macht mich stärker"? Natürlich ist dieses schon ein wenig extrem ausgedrückt, trifft aber tatsächlich recht gut den Kern, wenn es um die Fähigkeit der Resilienz an sich geht.

Sie erwerben Ressourcen, die Ihnen dabei helfen, psychisch stärker zu werden und besser mit allen Herausforderungen, Problemen und Krisen umzugehen. An Ihnen prallen viele Dinge ab und Sie beugen sich bei Herausforderungen, ohne dabei zu zerbrechen, wie es viele andere Menschen ohne eine starke Resilienz tun.

Vielleicht passt hier ein wenig die Metapher „Wie ein Ast im Wind", da sich Äste schließlich im besten Fall im Wind oder im Sturm biegen und nachgeben. Sie zerbrechen jedoch nicht an dem Druck, der auf sie ausgeübt wird. So habe ich mich stets bei allen Herausforderungen des Alltags gefühlt, bevor ich mich intensiv mit der Resilienz auseinandergesetzt habe. Ich bin gefühlt immer wieder beinahe zerbrochen, da ich dem Druck von allen Seiten nichts entgegenzusetzen hatte. Das hat sich erst verändert, als ich mich daran gemacht habe, meine Resilienz ernsthaft zu trainieren. Heute prallt vieles an mir ab und ich spüre den Druck, den Wind, ohne jedoch die ganze Zeit extrem dagegen ankämpfen zu müssen.

Vielleicht standen oder stehen Sie manchmal auch regelrecht verzweifelt da und fragen sich, warum denn andere Menschen besser mit Krisen umgehen können? Denn es gibt sie, die Menschen, die scheinbar immer stärker aus einer Niederlage herausgehen und sich nicht so schnell unterkriegen lassen. Tatsächlich ist Resilienz die recht einfache Antwort, da resiliente Menschen schlicht besser mit Krisensituationen aller Art zurechtkommen. Selbst aus einem scheinbar großen Misserfolg heraus, sehen diese Menschen noch immer etwas Positives oder haben zumindest das Gefühl, etwas gelernt zu haben. Das ist eine Eigenschaft, die viel Training braucht und von unschätzbarem Wert ist. Es schützt davor, einfach aufzugeben oder in Tränen auszubrechen, wenn am gleichen Tag auf der Arbeit Probleme auftreten und am Abend die Kinder vielleicht noch bocken und einfach nicht schlafen wollen. Oder wenn Sie sich beruflich verbessern wollen und scheitern, aus welchem Grund auch immer.

Resilienz

Die innere Stärke

Resilienz bewirkt, dass Menschen stärker werden. Hiermit ist keine größere Stärke in körperlicher Hinsicht gemeint, sondern eher in psychischer Form. Sie haben es ohne Frage selbst in der Hand, ob Sie stärker, widerstandsfähiger und damit auch glücklicher sein wollen oder ob Sie lieber immer mit den Herausforderungen hadern. Ich habe mich dafür entschieden, aktiv meinen Weg zur Resilienz zu gehen und kann viele Vorteile daran erkennen, dass ich mich jetzt innerlich stärker fühle. Die Herausforderungen im Alltag bleiben genau wie die Doppelbelastung von Familie und Beruf die gleichen. Es geht mehr um einen veränderten Umgang mit diesen Herausforderungen. Und dadurch verändert sich die Sichtweise und das Gefühl. Es fällt leichter, aktiv mit Problemen umzugehen, statt panisch zu reagieren.

Die Ablehnung im privaten und beruflichen Bereich und der richtige Umgang damit ist darüber hinaus ebenfalls ein wichtiges Thema, wenn es um die Resilienz geht. Darüber erfahren Sie im weiteren Verlauf des Buches noch mehr, da es sehr wichtig ist, mit dieser Ablehnung richtig umzugehen. Resiliente Menschen sind nicht automatisch beliebter oder müssen nicht mehr mit Ablehnung umgehen. Fehler im Beruf oder bei der Kindererziehung passieren genauso wie vermeintliche Fehler im Haushalt, im Alltag oder im Freundeskreis. Auf Ablehnung trifft daher jeder Mensch. Genau wie bei allgemeinen Problemen geht es hier eher darum, mit diesen negativen Gefühlen umzugehen und diese an sich wie an einer Mauer abprallen zu lassen.

Ziel der Resilienz

Stärker durch Krisen und Rückschläge

Das Ziel der Resilienz besteht unter anderem darin, aus Rückschlägen aller Art genau wie aus Krisen gestärkt hervorzugehen. Eine Krise oder ein Rückschlag kann dazu führen, dass Sie sich entmutigt fühlen und aufgeben wollen. Oder Sie gehen gestärkt aus solchen Situationen heraus und lernen aus jeder Krise und aus jedem Rückschlag noch etwas für Ihr Leben dazu. Ich habe zum Beispiel sehr lange gebraucht, um den zu frühen Tod meines Vaters zu verarbeiten. Auch die gescheiterte Beziehung zu meinem Ex-Freund vor meinem Ehemann, hat mich viel Kraft gekostet und hat dazu geführt, dass ich an mir selbst gezweifelt habe. Ich habe mich schuldig gefühlt, die Gedanken kreisten und ich fühlte mich als schwach, als Versagerin.

Dabei war diese Trennung aus heutiger Sicht gesehen das Beste, was mir passieren konnte. Und so schmerzhaft der Tod meines Vaters war: Er litt an einer sehr aggressiven Krebsart, die bereits gestreut hatte und ihm unsägliche

Schmerzen bereitet hatte. Ein weiteres Leiden wäre hier auch nicht der Weg gewesen und ich kann heute dankbar für die schönen Jahre sein, die ich mit ihm verbracht habe. Aus Krisen stärker zu werden und mit Rückschlägen umzugehen: Etwas, was ich mir erst im Laufe der Zeit aneignen konnte. Das Ziel der Resilienz zu erreichen ist sicherlich nicht einfach und kostet Zeit und Geduld. Fest steht, dass es sich lohnt, diesen Weg zu gehen und im Laufe der Jahre immer stärker zu werden. So manche Krise prallt heute an mir ab und ich traue mir Herausforderungen zu, vor denen ich früher ohne Frage zurückgeschreckt wäre.

Nach diesem Einblick in die Definition, die Ziele und Gründe der Resilienz werden Sie im nächsten Kapitel mehr über das Thema aus wissenschaftlicher Sicht erfahren. Tatsächlich lässt sich die Resilienz als eine Art Immunsystem der Psyche darstellen, was besonders interessant ist, wenn Ihnen der Umgang mit Krisen sowie mit Herausforderungen schwerfällt. Vor einem näheren Blick auf die einzelnen Bereiche, die für eine starke Resilienz wichtig sind, soll das Thema daher von allen Seiten kurz beleuchtet werden. Auf diese Weise fällt es auch leichter, nicht nur die Möglichkeiten einer starken Resilienz, sondern auch die Probleme einer schwach entwickelten Resilienz zu erkennen. Fest steht, dass es bei den heute vorhandenen Herausforderungen im Alltag kaum noch möglich ist, ohne eine starke Resilienz wirklich zufrieden mit dem Leben zu sein und nicht an den hohen Belastungen zu zerbrechen.

Resilienz

aus wissenschaftlicher Sicht gesehen

In diesem Kapitel lernen Sie, wie die Resilienz aus wissenschaftlicher Sicht betrachtet wird. Mir war früher nicht bewusst, dass nicht nur unser Körper an sich ein Immunsystem aufweist, sondern auch unsere Psyche. Die Resilienz ist daher das, was einem Immunsystem der Psyche entspricht.

Grundsätzlich gibt es sieben wichtige Merkmale von resilienten Personen, die stets im Zusammenhang mit einer hohen Resilienz genannt werden. Je stärker die einzelnen Persönlichkeitsmerkmale ausgeprägt sind, desto größer ist die psychische Widerstandsfähigkeit der Person. Ich möchte hier aber diese sieben Merkmale, die auch als *7 Säulen der Resilienz* bezeichnet werden, nur kurz anschneiden. Im weiteren Verlauf dieses Buches erfahren Sie im Detail, was sich dahinter verbirgt und natürlich auch, wie diese Persönlichkeitsmerkmale gestärkt werden.

Folgende Persönlichkeitsmerkmale stehen für eine starke Resilienz:

Ein soziales Netzwerk

Positive Emotionen

Optimismus

Eine positive Selbstwahrnehmung

Akzeptanz

Die Kontrollüberzeugung

Selbstwirksamkeitserwartung

Diese 7 Merkmale sind für eine starke Resilienz wichtig. So werden Sie bemerken, dass resiliente Menschen sowohl über eine positive Selbstwahrnehmung als auch über positive Emotionen und eine optimistische Grundeinstellung zum Leben verfügen. Ein starkes soziales Netzwerk mit guten Freunden und vielleicht mit einem unterstützenden Partner an der Seite verhindert nicht nur Einsamkeit, sondern ist einfach sehr wichtig für die Psyche. Der Punkt der Akzeptanz von bestimmten Dingen im Leben, die sind, wie sie sind, spielt ebenfalls eine große Rolle. Auf diese einzelnen Kriterien gehe ich im weiteren Verlauf dieses Buches

noch im Detail ein, da mich diese auf meinem Weg zu einer stärkeren Resilienz so stark persönlich beschäftigt haben.
Sehr wichtig war für die Wissenschaft die Studie von Emmy Werner, die im Jahr 1971 veröffentlicht wurde. In dieser Studie hat die aus den USA stammende Wissenschaftlerin insgesamt 700 Kinder begleitet, die im Jahre 1955 auf Hawaii geboren wurden. Sehr interessant war bei dieser Studie die Analyse der Faktoren, die es den Kindern trotz einer Kindheit und Jugend in Armut oder einem sehr niedrigen Bildungsstand ermöglichte, zu starken Menschen zu werden. Kein Wunder also, dass diese Studie als eine Art Geburtsstunde der Resilienz angesehen wird. Zwar gab es schon vorher die Resilienz an sich bei den Menschen, allerdings ohne entsprechende wissenschaftliche Nachweise. Im Rahmen der Psychologie handelt es sich bis heute bei der Resilienz um ein wichtiges Thema, da die Stärkung der Resilienzfaktoren dazu führt, dass die psychische Widerstandskraft aufgebaut wird.
In der Psychologie geht es schließlich auch um die Erforschung von Ursachen für psychische Krankheiten. Nur wenn die Ursachen bekannt sind und bewusst ist, was gegen die Entstehung dieser Krankheiten hilft, kann langfristig etwas unternommen werden. Ein Beispiel ist ein Report der AOK aus dem Jahre 2017 gewesen, bei dem die Fehlzeiten der Arbeitnehmer in Unternehmen genauer untersucht wurden. Solche Berichte gibt es bei den großen Krankenkassen regelmäßig, es ist daher schon möglich zu überprüfen, warum

sich die Arbeitnehmer krankschreiben lassen. Innerhalb von 10 Jahren wurde ein Zuwachs von 79,3 Prozent bei den psychischen Erkrankungen festgestellt. Stark belasten hierbei nicht nur psychische Krankheiten wie ein Burnout oder wie eine Depression, sondern auch Stressoren im Privatleben. Bei schweren Erkrankungen, Trennungen, Konflikten im privaten und natürlich beim Tod eines Angehörigen melden sich entsprechend viele Menschen krank.

Daher wurde in der Psychologie als Teil der Resilienzforschung klar festgestellt, dass eine starke Resilienz vor einer Depression und vor einem Burnout schützt. Und es ermöglicht, dass auch schwere private Krisen besser und mit einer geringeren seelischen Erschöpfung überwunden werden. Damit gehört die Resilienzforschung bereits seit der ersten Studie in den 70er Jahren mit zur Psychologie dazu. Hier sollte bewusst sein, dass eindeutig noch nicht alle wichtigen Faktoren bekannt sind, auf die es hier insgesamt ankommt, da es sich bei der Resilienzforschung um ein sehr breit gestreutes Themenfeld handelt.

Die Resilienz in der Neurobiologie

Nicht nur Psychologen äußern sich aus wissenschaftlicher Sicht zum Thema Resilienz. Auch in der Biologie handelt es sich um ein wichtiges Feld, da verschiedene Auswirkungen auf den Menschen zu beobachten sind. Vor allem im Rahmen der Neurobiologie wurde daher vermehrt geforscht, um zu verstehen, ob und wie sich eine starke Resilienz auf das Gehirn auswirkt. Dabei ist aufgefallen, dass sich die Resilienz im Gehirn bemerkbar macht und zwar so, dass es sichtbar ist.

Der Hippocampus ist bei resilienten Menschen Untersuchungen zufolge stärker ausgeprägt. Normalerweise steht der Hippocampus für ein gutes Erinnerungsvermögen, doch er zeichnet sich auch durch starke Vernetzungen zu anderen Regionen im Gehirn sowie für eine niedriger ausfallende Reaktion auf bestimmte Emotionen aus. Zum aktuellen Stand der Studien lässt sich sagen, dass es zwar bei resilienten Menschen laut der Neurobiologie verschiedene Veränderungen im Gehirn gibt, die Unterschiede im Hippocampus aber besonders deutlich sichtbar sind. Erwähnenswert ist gerade im Bereich der Forschung der Neurobiologie die Arbeit des Deutschen Resilienz-Zentrums (DRZ), welches seit 2014 immer neue Erkenntnisse zur Resilienz gewinnt. Hier arbeiten Neurobiologen mit Psychologen und Sozialwissenschaftlern zusammen, um die Resilienz nicht nur besser zu verstehen, sondern auch in verschiedenen Bereichen die Voraussetzungen für die Resilienz zu stärken. Denn in allen Lebensbereichen sowie für die Medizin als auch für Unternehmen ist es wichtig, dass die Menschen resilienter werden und besser mit allen Herausforderungen des Lebens zurechtkommen.

Sicherlich haben Sie schon bemerkt, dass manche Menschen stärker dazu neigen, resilient und innerlich stark zu sein als andere. Manchmal werden die Gene als Grund für eine psychische Erkrankung oder für eine größere Sensibilität im Alltag genannt. Doch wie groß ist der Anteil der Gene und der Hormone an einer starken oder eher schwach ausgeprägten Resilienz? Und welche Rolle spielt die Konditionierung in unserer Gesellschaft, die uns

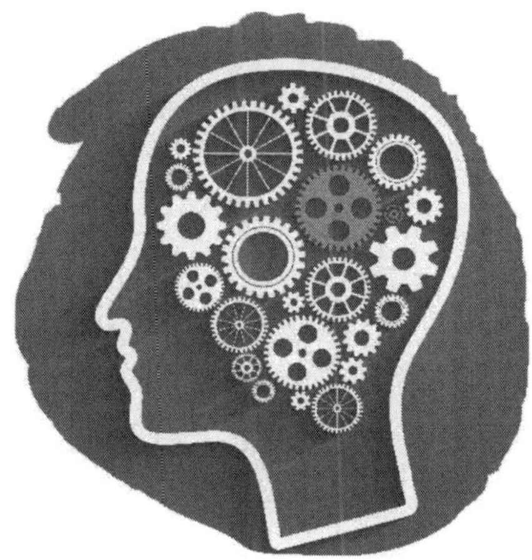

prägt und der sich niemand wirklich entziehen kann?

Forschungen der Biologie haben sich mit den Themen Genetik und dem menschlichen Hormonhaushalt in Bezug auf die Resilienz beschäftigt. Bei den Hormonen ist in Verbindung mit der Resilienz vor allem das Hormon Cortisol erwähnenswert, welches auch als Stresshormon bezeichnet wird. In Studien mit Ratten konnte entsprechend festgestellt werden, dass ein zu hoher Cortisolspiegel zu einem stärkeren Empfinden von Stress führt. Wer also stets einen hohen Cortisolspiegel aufweist, da kein Ausgleich zum Stress geschaffen wird oder in ein hormonelles Ungleichgewicht geraten ist, verfügt entsprechend über eine niedrigere Resilienz. Denn bei einem starken Stressempfinden sind wir bei Problemen und Herausforderungen aller Art nicht so widerstandsfähig wie es möglich wäre.

Es sind aber nicht nur die Hormone, die unsere Resilienz beeinflussen. Es sind auch die Gene. So konnte beispielsweise von Biologen festgestellt werden, dass es bestimmte Varianten des Gens 5-HTT bei den Menschen gibt. Das ist sehr interessant, da es eben dieses Gen ist, welches den Transport des Glücksbotenstoffs Serotonin beeinflusst. Es gibt Menschen, die aus genetisch bedingten Gründen mehr von dem Glücksbotenstoff im Gehirn haben als andere. Mehr Serotonin im Gehirn sorgt dann automatisch für eine

bessere Stimmung, was wiederum bei einer starken Resilienz sehr hilfreich ist. Dieses Gen ist nicht zuletzt durch ein gesteuertes Enzym dafür verantwortlich, dass Adrenalin abgebaut wird. Adrenalin wird vom Körper genau wie Cortisol bei Stress oder Angst ausgeschüttet. Insgesamt sind es direkt mehrere Botenstoffe und Neurotransmitter, die im Gehirn von resilienten Menschen wirken. Unsere Psyche hängt damit sehr stark mit unseren Gefühlen zusammen, die sogar unsere Gehirnstruktur sowie vorhandene Botenstoffe beeinflussen können.
Insgesamt ist das Thema Genetik in Bezug auf die Resilienz allerdings noch nicht umfassend erforscht worden. Es gibt Zwillingsstudien, die besagen, dass die Resilienzfaktoren wohl in einem stärkeren Ausmaß vererbt wurden als es bisher angenommen wurde. Wie stark die Gene wirklich auf unsere Voraussetzungen bei der Erwerbung von Resilienz wirken, ist hingegen noch nicht klar. Denn jeder Mensch kann seine Resilienz unabhängig von individuellen Voraussetzungen stärken.

Liegen alle Ursachen in der Kindheit?

Bereits in unserer Kindheit werden viele Weichen für die Zukunft gestellt. Vor allem Punkte wie das Selbstwertgefühl und die Akzeptanz gewisser Dinge können vermittelt werden. Oder auch nicht. Hier hängt es einfach mit dem Elternhaus sowie mit dem sozialen Umfeld zusammen, wie wir geprägt werden. Ob wir ein starkes, gesundes Selbstwertgefühl aufbauen können und Achtsamkeit im Alltag lernen, ist damit von der Kindheit abhängig. Doch wie stark ist die Bedeutung der Kindheit tatsächlich und handelt es sich dabei nicht nur um eine Art Ausrede, wenn es um Probleme als Erwachsener geht? So oft wird alles auf eine schwere Kindheit geschoben. Natürlich lässt sich die Kindheit als Ursache für Probleme in der (psychischen) Entwicklung nicht wegdiskutieren, da hier einfach viele Grundsteine für den Umgang mit dem Leben gelegt wurden. Dennoch kann jeder ohne Ausnahme eine stärkere Resilienz entwickeln. Auch dann, wenn die Kindheit eher schwierig war und nicht die besten Voraussetzungen geschaffen hat.

Tatsächlich gibt es aber interessante Studien wie die erwähnte Urstudie von Emmy Werner, bei der nachgewiesen wurde, dass Armut und geringe Bildungsmöglichkeiten nicht automatisch zu schwachen Erwachsenen führen. Außerdem wurde in der Resilienzforschung nachgewiesen, dass gerade im Rahmen der Migration viele Beispiele für eine starke Resilienz vorhanden sind. Eines der bekanntesten Beispiele dreht sich hier um die sogenannten „Boat People", um Flüchtlinge aus Vietnam, die aus Angst vor dem neuen Regime nach dem Vietnamkrieg flüchteten. Da sehr viele der Boat People in den USA Zuflucht fanden und im Rahmen einer umfangreichen Studie einige Resilienzfaktoren der Kinder der Flüchtlinge erkannt wurden, zeigt sich

hier, dass auch eine schwere Kindheit kein Grund für eine geringe Resilienz ist.
Natürlich gibt es auch gegenteilige Beispiele, da die Kindheit starke Auswirkungen auf die Entwicklung vieler Resilienzfaktoren hat. Hier sollte nicht unterschätzt werden, dass Eltern eine starke Vorbildfunktion besitzen. Das Selbstvertrauen, das eigene Selbstbild und die Glaubenssätze und Glaubensmuster, die wir entwickeln, werden in der Kindheit entwickelt. Ebenso ist eine optimistische und positive Grundhaltung zum Leben etwas, was wir vermittelt bekommen. Oder eben nicht. Deshalb macht es ohne Frage Sinn, einen Blick auf die Kindheit zu werfen, wenn es um das Thema Resilienz geht. Ich persönlich habe weder ein starkes Selbstbewusstsein noch ein positives Selbstbild vermittelt bekommen. Vielmehr wurde mir vor allem von meiner Mutter klargemacht, dass ich nicht wirklich zu den schönen Menschen gehöre und meine Leistungen bestenfalls mittelmäßig sind. Das Gefühl, nie gut genug zu sein, kann stark prägen und es ist nicht einfach, im Erwachsenenalter diese grundlegende Denkweise zu verändern.
Haben Sie sich schon einmal gefragt, welche Folgen die Angst vor der Zukunft, Depressionen, Einsamkeit oder die ständige Überforderung im Alltag auf den Körper und die Psyche haben? Den meisten Menschen ist kaum bewusst, was sie sich mit dem ständigen Druck und Stress in ihrem Leben antun. Oft ist das auch der Fall, da es dauert, bis die

Folgen deutlich erkennbar sind und vielleicht eine Krise oder Krankheit dazu führt, innezuhalten. Dabei kann es sich um eine körperliche genau wie um eine psychische Krankheit handeln. Die genauen Folgen werden ebenfalls im Rahmen der Resilienzforschung genauer untersucht. Fest steht schon jetzt, dass Ängste, viel Stress und Sorgen um die Zukunft genau wie Einsamkeit uns schwächen und dafür sorgen, dass wir weniger aushalten können. Vor allem Stress kann zusammen mit Ängsten schnell dazu führen, dass nicht nur die Fähigkeit abnimmt, mit Krisen umzugehen, sondern auch die Wahrscheinlichkeit einer Depression oder eines Burnouts zunimmt.

Jeder Mensch hat Stress im Alltag, da sich dieser gar nicht ausschließen lässt. Doch nicht automatisch sind Erkrankungen oder ein Burnout die Folge. Hier ist der Umgang mit Stress maßgeblich. Über die Folgen von Stress und über einen resilienten Umgang mit diesem erfahren Sie im weiteren Verlauf dieses Buches natürlich noch mehr. Wichtig ist, dass die Folgen von ständiger Angst, von Stress, mit dem Sie nicht umgehen können, sowie von schweren Lebenskrisen oft unterschätzt werden. Es fordert viel vom Körper genau wie von der Psyche, wenn Sie stets grübeln und Ihre innere Widerstandskraft geschwächt ist. Nicht zuletzt steigern Sie durch ein hohes Stresslevel die Anteile an den Stresshormonen Cortisol und Adrenalin in Ihrem Körper. Das macht zusätzlich anfällig für eine geringe Resilienz und

macht Sie anfälliger, bei Krisen und Herausforderungen an dem Druck zu zerbrechen.
Zusammenfassend lässt sich hier sagen, dass auch aus wissenschaftlicher Sicht das Konzept der Resilienz genau wie die Bedeutung auf Körper und Psyche bekannt ist. Die Forschung ist hier sicherlich schon vorangeschritten, doch manche Bereiche wie die Erforschung der Genetik zeigen schnell, dass hier immer noch genug Raum für weitere Studien vorhanden ist. Beeindruckend ist es aber sicherlich, dass sich eine starke Resilienz sogar im Gehirn und in Bezug auf die Gehirnstruktur nachweisen lässt.

Die Verbindung von Soziologie und Psychologie

Passend zu den im letzten Kapitel genannten Folgen, die sich bei einer starken oder schwachen Resilienz auf Körper und Geist ergeben, sollte noch die Verbindung von Soziologie und Psychologie genannt werden.
Zuvor haben Sie bereits erfahren, welche Bedeutung die Resilienz für die Psychologie hat. Außerdem wurde dargestellt, dass unsere Erziehung, die Kindheit sowie unsere Eltern als Vorbilder einen großen Anteil an einer starken oder schwachen Resilienz haben. Damit kommen wir direkt zur Verbindung von Psychologie und Soziologie. Dafür stelle ich kurz vor, was unter der Soziologie und Psychologie verstanden wird, um die Unterschiede und Zusammenhänge klar zu machen. Grundsätzlich beschäftigt sich die Psycho-

logie mit einem einzelnen Menschen und nicht mit der ganzen Gesellschaft oder mit Gruppen von Menschen. Das ist bei der Soziologie der Fall, in der soziale Probleme und vorhandene Phänomene in Gruppen untersucht werden. Das beinhaltet die Probleme und die sozialen Phänomene in der gesamten Gesellschaft sowie in Unternehmen sowie die Struktur von Beziehungen.

Da die Resilienz sich nicht nur auf einzelne Personen auswirkt, sondern auf die gesamte Gesellschaft, auf Beziehungen und die Dynamik in Unternehmen, ist die Verbindung beider Bereiche schnell hergestellt. Denn im Rahmen der Soziologie ist der Begriff der Resilienz ebenfalls vorhanden und bezieht sich dabei vor allem auf die Widerstandsfähigkeit einer ganzen Gesellschaft. Es geht darum, dass bei Krisen, Umwelt- oder Naturkatastrophen sowie bei anderen Herausforderungen die Gesellschaft an sich bis zu einem gewissen Punkt robust ist. Da sich die Resilienz auf viele Bereiche bezieht, lassen sich die Psychologie, Soziologie und sogar die Entwicklungspsychologie, Biologie und Neurobiologie nicht voneinander trennen. Nicht zuletzt ist auch zu beachten, dass die innere Stärke jedes einzelnen am Ende auch Auswirkungen auf die gesamte Gesellschaft hat. In einer Gesellschaft mit vielen resilienten Menschen sind daher auch ein anderes Zusammenleben und ein veränderter Umgang mit Stress und Krisen erkennbar.

Letztendlich wirkt sich Resilienz nicht nur auf zahlreiche Forschungsgebiete sowie auf verschiedene wissenschaftliche Bereiche aus, sondern auch auf den Körper und nicht nur auf die Psyche. Mehr dazu erfahren Sie im nächsten Kapitel, da hier einige interessante Zusammenhänge vorhanden sind, die oftmals erst nach umfassender Beschäftigung mit dem Thema Resilienz auffallen.

Wirkt sich Resilienz auf den Körper aus – oder nur auf die Psyche?

Natürlich handelt es sich bei der Resilienz in erster Linie um die psychische Widerstandskraft. Bedeutet das, dass es keine Auswirkungen auf den Körper gibt? Ganz im Gegenteil: Mir war früher gar nicht bewusst, wie eng Körper und Geist tatsächlich zusammenhängen. Je mehr uns alles nahegeht und je geringer die persönliche Widerstandsfähigkeit ist, desto größer ist die Gefahr einer Erkrankung. Ich möchte Ihnen hier ein ganz persönliches Beispiel nennen, eine Geschichte, wie sie mir selbst passiert ist. Danach schauen wir uns einmal genauer an, wie eine starke Resilienz Ihnen auch körperlich helfen kann.
Früher konnte ich mit Stress nicht umgehen. Vor allem beruflicher Stress schlug mir auf den Magen, bereitete mir schlaflose Nächte und führte schneller dazu, dass ich mich nicht mehr konzentrieren konnte. Durch diese körperlichen

Folgen fühlte sich der Stress noch schlimmer an und ich erledigte meine Aufgaben leider auch schlechter. In einer besonders schlimmen Phase tat mein linker Arm plötzlich sehr weh, es schossen regelrechte „Schmerzstrahlen" hindurch. Diese begannen in der Schulter und zogen sich bis zum Handgelenk. Ich dachte noch, dass ich vielleicht eine falsche Bewegung beim Sport gemacht hatte. Dann bildeten sich an einem Finger plötzlich komische Pusteln aus, die erst wie Ausschlag wirkten und der Finger wurde dick, juckte sehr stark und tat furchtbar weh. Diagnose? Gürtelrose! Eine Folge eines schwachen Immunsystems in Verbindung mit starkem Stress. In den folgenden Jahren musste ich noch 5 mal mit der schmerzhaften Erkrankung kämpfen. Heute bin ich frei davon – weil ich resilienter bin und viel besser mit Stress umgehen kann. Er prallt an mir ab! Eine Folge davon: Weder Gürtelrosen noch ständige Bauchschmerzen noch schlaflose Nächte schwächen mich heute!

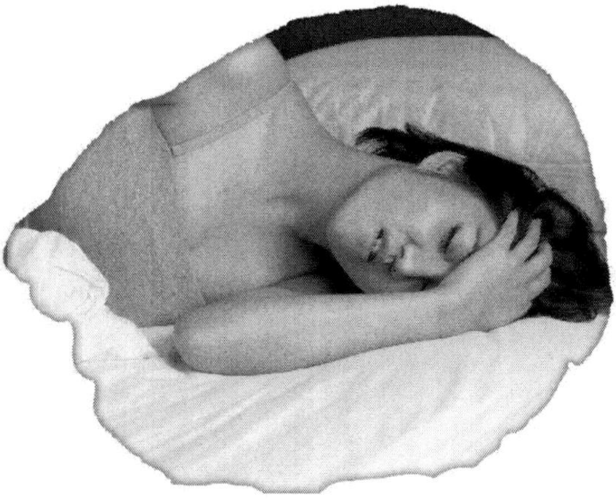

Natürlich reicht eine persönliche Geschichte nicht, um zu beweisen, dass es sehr starke Zusammenhänge zwischen Körper und Psyche gibt. Doch es hat sich mittlerweile ohne Frage herausgestellt, dass unsere Psyche starke Auswirkungen auf unseren Körper hat. Stress kann sich in Form von Kopfschmerzen, Schlaflosigkeit oder sogar in Form von schweren Krankheiten oder einem hohen Blutdruck auf den Körper auswirken. Genauer gehe ich auf die Folgen von Stress und ständiger Überforderung noch im nächsten Kapitel ein, da hier in jedem Fall ein Zusammenhang zu sehen ist. Dabei wird leider noch immer oft unterschätzt, wie schädlich Stress und das dauerhafte Gefühl von Überforderung für unsere Gesundheit sind.

Nicht nur Stress wirkt sich negativ auf den Körper aus. Ähnlich ist es auch bei einer pessimistischen Grundeinstellung sowie bei negativen Gedanken. Doch wie genau wirkt sich eine starke Resilienz auf den Körper aus – und nicht nur auf die Psyche?

Die Zusammenhänge sind hier ganz klar erkennbar, da Sie sich durch Ihre Psyche krank machen können. So manche körperlichen Beschwerden sind auf psychische Ursachen zurückzuführen und lassen sich nur schwer erkennen. Wenn Sie jetzt über eine starke Resilienz verfügen, bedeutet das, dass Sie innerlich stärker und widerstandsfähiger sind. Sie sind robuster, wenn es um schwere Lebensumstände geht und werden nicht so schnell daran zerbrechen, wenn in Ihrem Leben schwere Krisen auftreten. Das führt direkt dazu, dass Sie auch körperlich stärker sind und insgesamt mehr

aushalten können. Es macht ganz klar krank, ständig gestresst und überfordert zu sein. Die Auswirkungen auf den Körper sind damit in vielerlei Hinsicht spürbar.
Ich kann es übrigens nicht klar belegen, doch ich bin heute nicht nur frei von den ewigen Gürtelrosen, sondern auch von häufigen Erkältungen. Ob die nun seltener auftretenden Erkältungen und Magenbeschwerden nun wirklich auf eine stärkere Resilienz zurückzuführen sind? Nach einem Blick auf die Folgen der stärkeren Resilienz auf das Immunsystem ist wohl davon auszugehen. Ganz sicher kann man sich natürlich nicht sein, da ich durch meine größere Zufriedenheit mit dem Leben und die zusätzliche Zeit für mich auch gesünder lebe. Mir ist es wichtig, die Sportzeiten einzuhalten, mich mehr in der Natur aufzuhalten und ich futtere weniger Süßigkeiten aus dem ständigen Frust heraus. Nicht zuletzt esse ich heute durch die positivere Grundstimmung und die Wertschätzung meines Lebens gesünder, esse mehr Obst und Gemüse und meide eher fettiges, frittiertes und stark überzuckertes Essen. Daher ist wohl davon auszugehen, dass meine nun viel bessere Gesundheit indirekt auch auf die stärkere Resilienz zurückzuführen ist. Die größere Widerstandskraft hat mein Immunsystem sicherlich genauso positiv beeinflusst, wie es auch bei meinem gesünderen Lebensstil der Fall sein dürfte.
Haben Sie sich schon einmal Gedanken gemacht, ob möglicherweise vorhandenes Übergewicht, ungesunde Mahlzeiten oder häufige Süßigkeiten und Chips als Snack nicht

auch mit dem Stress zu tun haben könnten? Wenn Sie könnten, mehr Zeit und Ruhe hätten und eine positive Grundhaltung zu allen Problemen des Lebens hätten, bräuchten Sie dann immer noch so häufig Pommes, Chips und Schokolade? Hier hilft es übrigens auch, wenn Sie sich bei der nächsten Mahlzeit oder beim nächsten Snack fragen, ob Sie wirklich Hunger haben oder ob Frust, Stress und negative Gefühle hier die Ursache sind.
Es lässt sich daher sehr sicher feststellen, dass eine starke Resilienz sich auch auf den Körper auswirkt. Ganz klar wirkt sich die starke innere Widerstandskraft auf die Psyche und die Zufriedenheit mit dem Leben aus.

Die Folgen von dauerhaftem Stress und ständiger Überforderung

Haben Sie sich schon einmal gefragt, was mit Ihrem Körper (und Ihrer Psyche!) passiert, wenn Sie sich ständig überfordert und gestresst fühlen? Einmal ganz abgesehen von einer deutlich geringeren Lebensqualität natürlich, die schnell nachvollziehbar ist, wenn man selbst einmal unter Dauerstress stand. Oder immer noch steht. Da Mütter, die mit der Doppelbelastung von Familie und Beruf zurechtkommen müssen, sehr oft gestresst sind, sind hier die Folgen von Dauerstress und Überforderung schnell nachvollziehbar.

Was ist überhaupt Stress? Diese körperliche Reaktion ist zunächst einmal wichtig zu kennen, bevor wir uns mit den Folgen von Dauerstress auseinandersetzen. Es handelt sich bei Stress an sich um eine körperliche Reaktion, die früher lebenswichtig war. Das Gehirn reagiert auf eine zu erwartende Belastung, die in Form von einem Stressor erkannt wird. Direkt beteiligt an dieser körperlichen Reaktion ist damit der Hypothalamus, eine Art Schaltstelle im Gehirn mit der Aufgabe, die Ausschüttung verschiedener Hormone zu steuern. Schließlich werden nicht nur positiv wahrgenommene Hormone wie zum Beispiel Glückshormone (Endorphine) ausgeschüttet, sondern auch das Stresshormon Cortisol. Adrenalin und Noradrenalin gehören ebenfalls zum Hormoncocktail, den unser Körper in einer Stresssituation ausschüttet. Diese Hormone haben einen wichtigen Zweck und helfen dabei, dass der Körper vollständig auf den Kampf oder auf die Flucht vorbereitet wird. Eine Reaktion, die enorm wichtig ist, wenn wir in eine echte Gefahr geraten und schnellstmöglich handeln müssen.
Der ausgeschüttete Hormoncocktail wurde in früheren Zeiten durch die Bewegung im Rahmen des Kampfes oder eben der Flucht abgebaut. Außerdem handelte es sich um eine körperliche Notreaktion, die das Überleben sicherte und nicht ständig auftrat. Was nur gut ist, denn die Stressreaktion des Körpers unterdrückt andere Funktionen wie

beispielsweise die Verdauung, lässt den Blutdruck ansteigen und sorgt für eine möglichst umfangreiche Mobilisierung der Energiereserven.
Heute müssen wir nicht mehr vor dem gern beschriebenen Säbelzahntiger flüchten oder gegen wilde Tiere kämpfen. Die Stressreaktion des Körpers bleibt, da es sich um eine Reaktion handelt, die sich über lange Zeiten hinweg eingeprägt hat. Wir rufen alle uns zur Verfügung stehenden Energien ab, bereiten uns auf den Kampf oder die Flucht vor und werden dafür regelrecht mit Hormonen geflutet, die für diesen wachen und leistungsfähigen Zustand hilfreich sind. Sicherlich erkennen Sie selbst schon das Problem in unserer heutigen Zeit mit gefühltem Dauerstress: Wir setzen uns dieser Stressreaktion aus, die aber auf Dauer schädlich für unseren Körper ist. Und bauen den so freigesetzten Hormoncocktail nicht mehr durch Bewegung ab. Zur Ruhe kommen wir meist auch nicht mehr, da Zeiten der Entspannung oft rar sind. Ein Leben in ständiger Alarmbereitschaft? Das hat tatsächlich körperliche genau wie psychische Folgen und ist mehr als nur ungesund.
Bevor ich jetzt die Folgen, die Stress wirklich für uns hat, genauer darstelle, möchte ich noch kurz in die verschiedenen Arten von Stress unterscheiden. Nicht jeder Stress ist direkt negativ. Es gibt auch positiven Stress, Eustress, der beispielsweise bei der Geburt eines Kindes eintritt. Eustress lässt sich als eine Art innerer Antrieb verstehen. Dieser Stress schadet uns nicht in dem Maße, wie es bei Distress,

also negativem Stress der Fall ist. Distress wird als belastend empfunden, macht uns dauerhaft krank und ist genau die Art Stress, mit der Sie im Rahmen einer stärkeren Resilienz besser umgehen müssen.

Folgende Merkmale treffen auf Eustress und Distress zu:

EUSTRESS	DISTRESS
DIE ANSPANNUNG ERFOLGT KURZFRISTIG	*Die Anspannung ist dauerhafter Art und belastet dabei stark*
NACH DER ANSPANNUNG FOLGEN PHASEN DER ENTSPANNUNG	*Die Phasen der Entspannung fehlen*
FÜHRT ZU EINEM GEFÜHL VON STÄRKE UND GLÜCK	*Führt zu Gefühlen wie Angst, Erschöpfung und Überreizung*
POSITIVE HERAUSFORDERUNG: SIE WISSEN, WIE UND DASS SIE DIESE SITUATION BEWÄLTIGEN KÖNNEN	*Sie fühlen sich hilflos, überfordert und wissen nicht, wie Sie die Situation bewältigen können*
GEFÜHL VON GRÖßERER LEISTUNGSFÄHIGKEIT	*Gefühl von einer Blockade, Sie fühlen sich innerlich gehemmt und können den Herausforderungen gar nicht mehr rational begegnen*

Distress ist es daher, der uns krank machen und stark schaden kann. Er macht körperlich und seelisch krank, da Entspannungsphasen fehlen und unser Körper ständig in Alarmbereitschaft ist. Ich habe selbst merken müssen, dass meine häufigen Gürtelrosen offenbar nur die Spitze des Eisbergs waren, wenn es um die Folgen von negativem Stress auf meinen Körper geht. Das Gefühl der ständigen Überforderung aufgrund eines hohen Stresslevels mit fehlenden Phasen der Entspannung kennen Sie sicherlich selbst. Ich fühlte mich einfach dauernd überfordert, war immer gereizt und habe mit Kopfschmerzen und regelrechten Heißhungerattacken auf das hohe Stresslevel reagiert. Die genauen Folgen sind bei jedem Menschen anders. Manchmal ist über lange Zeit gar nichts zu merken und manchmal treten Krankheiten sehr schnell auf, da die Stressresistenz geringer ist. Doch negative Folgen hat ständiger Stress für jeden einzelnen – ohne Ausnahme!

Diese Folgen von Stress und Überlastung treten auf:

- *Blutdruck und Herzfrequenz steigen bei dauerhaftem Stress an*
- *Muskelverspannungen durch die ständige Anspannung*
- *Das Empfinden von Schmerz sinkt*
- *Die Verdauung wird zurückgefahren, um an anderen Stellen mehr Energie zur Verfügung zu haben*

- *Erkrankungen des Herz- und Kreislaufsystems*
- *Stärkerer Wunsch nach Zucker und Fett – mit der Folge von Heißhungerattacken und Übergewicht*
- *Leistungsfähigkeit nimmt stark ab*
- *Verstärkte Ausschüttung von Insulin zum Zuckertransport, da Zucker eine wichtige Energiequelle darstellt. Mögliche Folge: Diabetes*
- *Das Immunsystem wird geschwächt, wir werden häufiger krank*
- *Depressionen und Burnout durch ständige Überlastung und fehlende Phasen der Entspannung*

Hier ist es wichtig, dass Sie sich bewusst machen, dass die ständige Alarmbereitschaft kein natürlicher Zustand für unseren Körper ist. Die Muskeln verspannen, die Atmung ist beschleunigt und viele wichtige Funktionen werden heruntergefahren. Haben Sie sich einmal überlegt, warum heutzutage so viele Menschen Probleme mit ihrer Verdauung haben? Ständiger Stress führt dazu, dass die Verdauung nicht mehr so funktioniert, wie es normalerweise der Fall ist. Selbst die Libido lässt nach, der normalerweise natürliche Drang zur Fortpflanzung nimmt damit ebenfalls ab. Migräne, Magengeschwüre, Angststörungen und viele weitere Beschwerden zählen zu den Folgen von Dauerstress. Das Burnout Syndrom, dass sich oft bei zu hohen beruflichen Belastungen einstellt, ist ebenfalls eine Folge von ständiger

Überlastung. Welche Folgen bei jedem einzelnen auftreten, hängt von vielen Faktoren ab, sodass es nicht die eine Beschwerde gibt, die jeder gestresste Mensch bekommt. Bei mir waren es die Gürtelrose, eine ständige Gereiztheit und am Ende, als trauriger Höhepunkt, Panikattacken. Von schlaflosen Nächten, einem Gefühl der Hilflosigkeit und häufigen Kopfschmerzen wollen wir hier gar nicht anfangen.

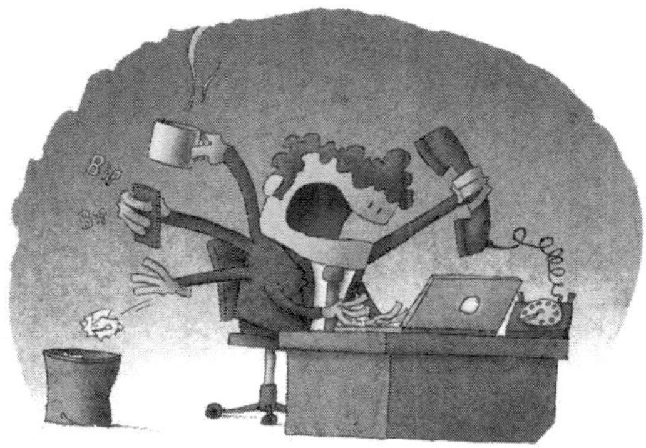

Stress wird von vielen noch immer unterschätzt und hat weitreichende Folgen auf Körper und Psyche. Es ist daher nicht nur wichtig, dass Sie die Folgen von Stress kennen, sondern auch, dass Sie den richtigen Umgang damit lernen. Sie werden es nicht schaffen, Stress völlig aus Ihrem Leben zu verbannen. Schon gar nicht, wenn Sie, genau wie ich, die Familie und den Beruf im Alltag bewältigen müssen. Sie können aber ohne Frage lernen, anders mit Stress umzugehen und für Auszeiten sorgen, die Ihnen bei der Entspannung helfen.

Damit kommen wir zum praktischen Teil dieses Buches. Die 7 Säulen der Resilienz gehören zu diesem Teil genau wie die Überwindung von schädlichen Glaubensmustern und der Umgang mit allen Problemen des Lebens. Es hilft in einer erschöpfenden Situation des Lebens nichts, wenn Ihnen gesagt wird, dass es anderen Frauen genau wie Ihnen geht. Was wirklich hilft ist der Umgang mit den Herausforderungen, die Umstellung der Denkweise und die richtige Herangehensweise an alle Probleme. Da ich genau weiß, wie schwierig es auch vor anderen ist, wirklich zuzugeben, wie schwer einem alles fällt und wie groß die Überforderung ist, zeige ich Ihnen in den folgenden Kapiteln, wie Sie innerlich stärker werden können.

Die Bedeutung der

7 Säulen der Resilienz

für den Alltag

Zuvor habe ich bereits kurz die 7 Säulen der Resilienz angeschnitten. Diese sind aber für das Thema so entscheidend, dass es sich hier lohnt, noch tiefer in diese Persönlichkeitsmerkmale einzutauchen. Ich habe aktiv an jeder dieser Säulen gearbeitet und es erst dadurch geschafft, einen deutlichen Fortschritt bezüglich meiner psychischen Widerstandskraft zu erreichen. Wer immer negativ denkt, nie Tatsachen und Entwicklungen akzeptieren kann und dann vielleicht noch auf kein soziales Netzwerk zurückgreift, schwächt sich selbst innerlich. Daher ist es kein Wunder, dass die Resilienz auf direkt 7 starken Säulen beruht. Jede Säule für sich ist wichtig für Ihr Wohlbefinden, Ihre psychische Gesundheit sowie natürlich für Ihre psychische Widerstandskraft. Deshalb ist es auch so wichtig, sich die einzelnen Säulen auch bezüglich der Bedeutung für jeden einzelnen von uns sowie in Bezug auf unser Denken, Fühlen und Handeln zu betrachten.

Das soziale Netzwerk

Unterstützung und Schutz vor Einsamkeit

Eines habe ich heute gelernt: Einsamkeit macht krank und schwach. Wer alles bei sich behält und keine guten Freunde hat, um Freude zu teilen und sich einen Rat zu holen, schwächt sich auf psychischer Ebene. Wir werden dann regelrecht dünnhäutig und lassen alles mehr an uns heran. In dem Moment, in dem man selbst auf tolle Freunde und ein soziales Netzwerk zurückgreifen kann, fühlt man sich stärker und glücklicher. Gerne wird dieser Punkt auch als *Netzwerkorientierung* bezeichnet, da es wirklich um aktive Beziehungen geht, die erschaffen werden. Und die gepflegt werden wollen, doch dazu gleich noch mehr.

Wenn Sie es schaffen, sich die richtigen Beziehungen zu suchen und sich mit einem Partner sowie Freunden und Bekannten umgeben, die Sie stärken, bauen Sie sich damit ein hilfreiches soziales Netzwerk auf. Natürlich geht es nicht darum, sich einfach nur Freunde zu suchen, um eben dieses Netzwerk zu besitzen und auf ein solches zurückgreifen zu können. Viele introvertierte Menschen und solche, die sich lieber auf die eigenen Fähigkeiten verlassen, haben ein sehr überschaubares soziales Netzwerk. Das sollte schon beachtet werden, da es genug Menschen gibt, die keinen Wert auf Freunde und Kontakte legen, die im Ernstfall helfen können. Der starke Halt untereinander kann Ihnen aber nicht nur im Privatleben, sondern auch im Beruf sehr gute Dienste leisten.

Der Grund dafür ist einfach und liegt schon in unseren Ursprüngen begraben. Menschen sind soziale Wesen und keine Einzelgänger. Ganz egal, wie sich jeder einzelne entwickelt und welche Vorlieben und Besonderheiten bezüglich des Charakters vorhanden sind, wir brauchen einander. Machen Sie sich bewusst, dass Sie es zwar allein im Leben schaffen werden, jedoch nicht unbedingt die besten Erfolge oder den stärksten Rückhalt auf diese Weise erleben. Auch Sie haben Menschen, denen Sie vertrauen können. Dazu gehören vielleicht Eltern, Kinder, andere Familienmitglieder, der Hausarzt um die Ecke und Arbeitskollegen, die den Arbeitstag immer wieder verschönern. Bekannte, die Kollegen, gute Freunde und Menschen, die beim Bäcker, im Lieblingscafé oder beim Friseur arbeiten, zu denen wir immer wieder gehen, gehören zu unserem sozialen Netzwerk. So manche Person ist darin zu finden, die Sie vielleicht gar nicht direkt zu Ihrem Netzwerk zählen würden.

Zwar haben wir alle ein solches Netzwerk, das für ein Gefühl von Geborgenheit sorgt und gegen Einsamkeit hilft. Doch aktives Netzwerken, der aktive Aufbau von einem solchen

Netzwerk, gehört bei vielen nicht unbedingt zum Alltag. Netzwerken wird schnell als unangenehm empfunden und es gibt Menschen, denen fällt das Knüpfen von Kontakten bis hin zu einem echten Netzwerk sehr schwer. Ich selbst gehöre auch zu diesen Menschen und kann es deshalb nur zu gut verstehen, wenn der Fokus nicht gerade auf solchen Dingen liegt. Vielleicht kennen Sie ja auch die Personen, die scheinbar ständig Kontakte knüpfen, Menschen miteinander verbinden und für jeden Anlass den richtigen Kontakt parat haben. Das schaffe ich selbst nicht, obwohl es sicher sehr hilfreich ist, so zu denken und ein riesiges Netzwerk aufzubauen, welches auch im Beruf eine große Hilfe sein kann.

Dabei ist Netzwerkorientierung wertvoll und gehört zu den wichtigen Schritten im Rahmen der Resilienz mit dazu. Bauen Sie sich ein Netzwerk aus Menschen auf, die Ihnen auch in Krisen helfen, die Ihnen bei Problemen beistehen und die Sie

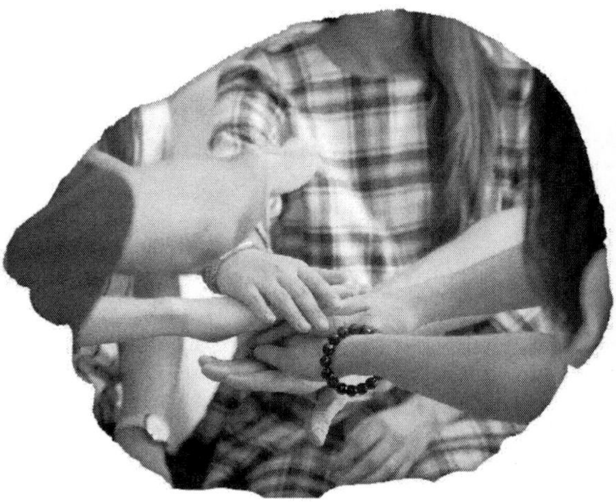

immer wieder auffangen und aufbauen. Und seien Sie im besten Fall selbst ein solcher Kontakt für andere Menschen! Hier beginnt die Resilienz, denn es hilft bei der Stärkung der Resilienz, wenn Sie es schaffen, sich an andere Menschen zu binden und jemanden zu haben, der Ihnen in einer Krise beisteht. Der Austausch ist genauso wichtig wie die Tatsache, dass Sie im Ernstfall nicht alleine dastehen. Machen Sie sich bewusst, dass es kein Zeichen von möglicher Schwäche ist, wenn Sie nach Hilfe fragen und Unterstützung benötigen.
Ich musste feststellen, dass ich zwar sehr gute Freunde habe, jedoch teilweise nicht genug Zeit in die Pflege dieser Beziehungen gesteckt habe. So manche Freundin habe ich über meinem stressigen Alltag regelrecht vergessen und habe dann irgendwann mit Erschrecken festgestellt, dass ich meinem sozialen Netzwerk nicht genug Beachtung schenke. Ich bin kein Mensch für zahllose flüchtige Bekanntschaften oder 50 gute Freunde, für die ich dann nie Zeit habe. Meine engsten und wichtigsten Freunde kann ich an zwei Händen abzählen. Doch es sind Menschen, die ich auch an einem Freitagabend anrufen und um Hilfe bitten kann. Die mit beigestanden haben, als ich mit meinem Ex-Partner in eine schlimme Krise geraten bin. Und die mit mir gemeinsam zur Beerdigung meines Vaters gegangen sind – und dabei geholfen haben, die schweren Stunden an diesem Tag zu überstehen. Umso trauriger, dass ich diese Freunde ehrlich vernachlässigt hatte! Das habe ich geändert

und heute nehme ich mir Zeit für diese Menschen, damit wir uns aufeinander verlassen können. In einer Krise weiß ich nun, an wen ich mich wenden kann. Als meine Panikattacken als Folge von dem zu hohen Stresslevel begonnen haben, konnte ich direkt drei Freundinnen anrufen, die mir zugehört, mich aufgefangen und mir Tipps gegeben haben. Meine heutige innere Stärke hängt zu einem guten Punkt mit meinem sozialen Netzwerk zusammen. Ich weiß genau, dass ich im Ernstfall die richtigen Menschen an meiner Seite habe und jedes Problem dadurch besser meistern kann. Selbst introvertierte Personen können es schaffen, sich hier in Bezug auf das eigene Netzwerk oder das Sicherheitsnetz für den Ernstfall zu verbessern. Hier habe ich noch einige Tipps für Sie, die gerade beim Aufbau oder bei der Pflege des aktiven Netzwerks helfen können:

1 Früh genug die Beziehungen beachten

Der klassische Fehler von so vielen führt schnell zu einem kleinen sozialen Netzwerk oder zur Einsamkeit. Die Rede ist davon, dass Beziehungen nicht früh genug beachtet und gepflegt werden, sondern erst dann, wenn es schon fast zu spät ist. Pflegen Sie Ihre Kontakte und greifen Sie nicht nur im Problemfall auf Ihr Netzwerk zurück. Es ist sehr wichtig, früh genug Zeit zu investieren, die Ihrem Netzwerk gilt. Erst dann können Sie sich sicher sein, dass Sie im Fall des Falles auch die richtigen Freunde an Ihrer Seite haben. Wichtig wäre es darüber hinaus, dass Sie nicht nur im Problemfall zu Ihren Freunden gehen, sondern auch, um die schönen Momente des Lebens zu teilen. Wenn Sie Ihr Netz erst aufbauen, reißt es noch ganz leicht und kann nicht so viel aushalten. Sich das vor Augen zu führen hilft oft, um frühzeitig mit der Netzwerkpflege anzufangen.

Im Ernstfall plötzlich ohne Menschen dastehen, an die man sich wenden könnte? Das ist mir passiert und sicherlich war ich mit so einer Situation nicht alleine, da es schließlich in stressigen Zeiten oft schwerfällt, sich ausreichend um die Pflege von Freundschaften und Beziehungen zu bemühen. Dass ich dadurch kein stabiles Netzwerk schaffen konnte, ist mir spätestens in einer Beziehungskrise mit meinem Mann aufgefallen. Denn es gab plötzlich niemanden mehr, den ich wirklich anrufen konnte, da ich alle Menschen in meiner Umgebung vernachlässigt hatte. Natürlich waren die guten Freundschaften vorhanden. Leider hatte ich diese vernachlässigt, was ich in diesem einen Moment der Krise nur zu deutlich bemerkt hatte. Machen Sie daher nicht den gleichen Fehler, den ich gemacht habe, und achten Sie darauf, dass Sie in guten genau wie in schweren Zeiten an Ihre Freunde denken. Das macht nicht nur glücklicher und ausgeglichener, sondern ist auch ein wichtiges Netzwerk für eine starke Resilienz.

2 Ausgewogene Beziehungen sind wichtig

Jede Beziehung sollte immer ein Geben und Nehmen beinhalten. Es ist sehr wichtig, dass Sie nicht nur nehmen und Ihre Freunde und Bekannte nicht immer nur geben. Achten Sie auf ausgewogene, starke Beziehungen zu Freunden genau wie zu Bekannten. Diese Beziehungen unterstützen Sie im Leben und Sie selbst können damit auch eine Säule für andere Menschen darstellen. Schenken Sie Ihren Freunden Zeit, ein offenes Ohr und Aufmerksamkeit. Und erwarten Sie genau das gleiche.

Einmal hat mich eine sehr gute Freundin um ein Gespräch gebeten. Sie hat festgestellt, dass ich bei Treffen mit ihr oft abwesend wirkte, scheinbar nicht immer richtig zuhörte oder bei vorhandenem Gesprächsbedarf kaum Zeit hatte. Leider hatte sie völlig recht! Ich selbst hatte sie durchaus bei Problemen und allen möglichen Krisen angesprochen. Sie hatte immer ein offenes Ohr und hat sich die Zeit irgendwie genommen, damit sie mir zuhören und im besten Fall auch helfen konnte. Hierbei handelt es sich um ein ganz klassisches Beispiel für eine Beziehung, die nicht ausgewogen ist. Ich habe mich über den Gesprächsversuch der Freundin gefreut, da ich tatsächlich dringend etwas verändern musste und mir unsere sehr unausgeglichene Beziehung so nicht bewusst war.

Nicht immer werden andere Menschen Ihnen die Chance geben, die durch ein solches offenes Gespräch entsteht! Deshalb ist es besser, wenn Sie von Anfang an darauf achten, dass Beziehungen so ausgeglichen wie möglich sein sollten. Die Pflege der Beziehungen gehört ganz klar mit zum Training der Resilienz dazu und sollte nicht vernachlässigt werden. Auch dann nicht, wenn Sie einen anstrengenden Alltag haben und dazu neigen, im ganzen Stress Ihre Freunde zu vergessen.

3 Negative Kontakte identifizieren – und vermeiden

Der letzte Punkt ist mir persönlich sehr schwergefallen. Hier ist wirklich gemeint, dass negative Kontakte oder sogenannte Energieräuber zu vermeiden sind. Sicherlich haben Sie selbst auch Menschen in Ihrem Freundes- oder Bekanntenkreis, die negative Stimmung verbreiten oder regelrecht Ihre Energie aufsaugen? Jetzt geht es darum, dass Sie sich von diesen Menschen trennen. Was natürlich nicht gerade einfach ist! Nicht selten handelt es sich um Menschen, die Sie vielleicht schon aus dem Kindergarten oder der Grundschule kennen. Oder die zur Familie gehören. Doch hier müssen Sie auch an sich denken, da Sie für ein gutes und stärkendes Netzwerk Menschen brauchen, die Ihnen gut tun. Menschen, die immer nur nehmen, jedoch nie geben, sind keine Menschen, die Sie in Ihrem Netzwerk haben sollten! Machen Sie sich bewusst, dass die falschen Personen im Freundes- und Bekanntenkreis eher stressen und Sie negativ beeinflussen können.

Ich möchte Ihnen eine kurze Geschichte von einer Freundin erzählen, die ich tatsächlich aus meinem Netzwerk entfernen musste. Die Auflösung der Freundschaft hat für Streit und sehr viel Unverständnis gesorgt, war aber letztendlich sehr wichtig für mich und für mein Wohlbefinden. Ich habe diese Freundin in einem Urlaub kennengelernt und mich über Jahre hinweg regelmäßig mit ihr getroffen. Leider haben diese Treffen in dem letzten Jahr, bevor ich den Kontakt abgebrochen habe, eher für Stress bei mir gesorgt. Die Freundin hörte mir nie zu, es ging immer nur um sie selbst und oft habe ich das Gefühl bekommen, dass meine Handlungen grundsätzlich schlecht sind und entsprechend verurteilt werden. Kein schönes Gefühl! Nachdem ich feststellte, dass ich nach den Treffen immer schlechter gelaunt war als vorher und versuchte, diese möglichst lange hinauszuzögern, war für mich klar, dass ich handeln muss! Die Freundschaft zu beenden war nicht ganz einfach, doch es war die einzige logische Konsequenz, die sich ergeben hatte. Vielleicht haben Sie selbst ja auch schon einmal eine solche Freundschaft beendet oder finden sich in dieser Situation wieder?

Energieräuber sorgen für ein Ungleichgewicht in jedem Netzwerk. Genauso schädlich sind aber leider auch Menschen im Freundes- und Bekanntenkreis, die immer negativ denken. Sicherlich haben Sie selbst auch schon einmal innerlich die Augen bei Menschen verdreht, die nie positiv denken, immer nur Probleme sehen und sich am besten die ganze Zeit beschweren. Noch deutlich wird es übrigens, dass Sie solche Menschen in Ihrem sozialen Netzwerk haben, wenn Sie sich selbst um positive Emotionen und um eine stärkere Resilienz bemühen. Mir selbst ist vorher nicht aufgefallen, wie negativ so manche meiner Freunde eingestellt waren. Das Leben war scheinbar eine ständige Zeit des Leidens und weniger der Freude. Natürlich ist es hier auch sehr wichtig, dass Sie nicht selbst zu den Energieräubern und damit zu den Menschen gehören, die andere aus ihrem Netzwerk entfernen möchten. Denn selbst nach 30 Jahren sollte eine Freundschaft besser beendet werden, wenn diese gar nicht gut tut und Ihnen immer nur Energie raubt! Mein Tipp an Sie: Machen Sie sich einmal Gedanken über Ihr soziales Netzwerk. Haben Sie viele gute Freunde, auf die Sie auch im Ernstfall zählen können? Wer steht Ihnen in Krisen bei oder hat ein offenes Ohr bei Problemen? In vielen Fällen lohnt es sich, das eigene Netzwerk nicht nur genauer zu überprüfen, sondern hier auch Zeit und Geduld zu investieren, um noch stärkere Beziehungen zu erhalten. Viel zu oft vernachlässigen wir unser soziales Netzwerk im Alltag,

was bezüglich der Auswirkungen auf unsere Psyche sehr schade ist!
Egal ob wir das soziale Netzwerk oder die Netzwerkorientierung jetzt als Säule der Resilienz oder als eine der 7 Schlüssel der Resilienz bezeichnen, das Ergebnis ist immer gleich. Wir Menschen als soziale Wesen brauchen einfach Kontakte, andere Menschen, denen wir vertrauen und zu denen wir selbst dann gehen können, wenn es gerade schwer wird. Reine Partyfreundschaften, die nur zum Ausgehen gut sind, dürften hingegen nicht wirklich hilfreich sein, wenn es um die Resilienz und die Stärkung davon geht.

Positive Emotionen:

Nicht immer vom schlechten Ausgehen!

Die richtige Grundhaltung zu haben, ist im Rahmen einer starken Resilienz von entscheidender Bedeutung. Positive Emotionen zu haben und sich in positivem Denken zu üben, gehört daher ohne Frage mit zu den bedeutenden Säulen der Resilienz. Ganz klar gehen die Säulen der positiven Emotionen und Optimismus ineinander über, sollten aber trotzdem gesondert betrachtet und trainiert werden. Wobei Sie positives Denken nicht üben können, wenn Sie sich nicht gleichzeitig mit dem Thema Optimismus beschäftigen!

Mit positiven Emotionen sind solche gemeint, die uns glücklich und zufrieden machen. Wer oft fröhlich ist, von guten Dingen und vom Erfolg ausgeht und dadurch glücklich ist, hat es im Leben gefühlt leichter. Tatsächlich hat sich herausgestellt, dass fröhliche Menschen erfolgreicher sind, stabilere Beziehungen und vor allem Ehen haben und sogar über ein stärkeres Immunsystem verfügen. In diversen Studien wurden Erwachsene Personen Erkältungsviren ausgesetzt. Hierbei wurde ein Blick auf den Gemütszustand der Probanden geworfen. Und ob Sie es glauben oder nicht: Fröhliche Menschen, die sich positive Emotionen zu eigen gemacht haben, sind sogar gegenüber Viren und verschiedenen Krankheiten resistenter. Damit können negative Emotionen viel mehr als uns nur den Tag vermiesen – oder das Leben, je nachdem, wie stark die negative Grundhaltung ausgeprägt ist. Vielmehr hat die Einstellung, dass alles gut werden wird, eine große Auswirkung auf unsere Psyche und sogar auf unser Immunsystem.

Es hat sich zudem herausgestellt, dass positive Emotionen sogar für einen gewissen Schutz gegen Traumata sorgen. Krisen im Leben lassen sich leichter bewältigen und selbst psychische Erkrankungen wie beispielsweise Depressionen haben weniger Chancen, wenn die Grundhaltung entsprechend positiv ist. Wer hingegen dazu neigt, in Verzweiflung zu ertrinken, sich alles schwarzmalt und immer alles negativ sieht, gefährdet damit die psychische genau wie die physische Gesundheit. Einmal abgesehen davon, dass Sie garantiert bei einer so negativen Einstellung nicht glücklich sind und nichts Gutes vom Leben erwarten können.

Sie haben immer die Wahl in Bezug auf Ihre Grundhaltung und auf die damit zusammenhängenden Emotionen, die Sie spüren. Positive Gedanken zu haben bedeutet, nicht immer von schlechten Dingen auszugehen. Eine positive Grundhaltung zu haben, häufiger zu lächeln und fest an den guten Ausgang von aktuellen Krisen zu glauben, ist viel Wert. Und stellt damit aus gutem Grund eine wichtige Säule im Rahmen der Resilienz dar. Es ist übrigens auch mit eine Frage der Kultur, ob wir eher glücklich und positiv eingestellt sind oder ob das Gegenteil der Fall ist. Die glücklichsten Menschen der Welt leben Umfragen zufolge in Finnland, Dänemark, Norwegen, Island und den Niederlanden. Deutschland schaffte es in den letzten Jahren nicht unter die ersten 10 Plätze. Wundern wird das wohl kaum jemanden, da in Deutschland genau wie in Österreich Stress genau wie eine eher negative Grundeinstellung das Bild bestimmen. Für eine stärkere Resilienz wäre es aber sehr wichtig, an den positiven Emotionen sowie an dem persönlichen Glücksempfinden zu arbeiten.

Nicht zuletzt sind positive Emotionen unglaublich hilfreich, wenn es um die eigene Grundstimmung oder um die Bewältigung von Stress geht. Wer hier immer alles

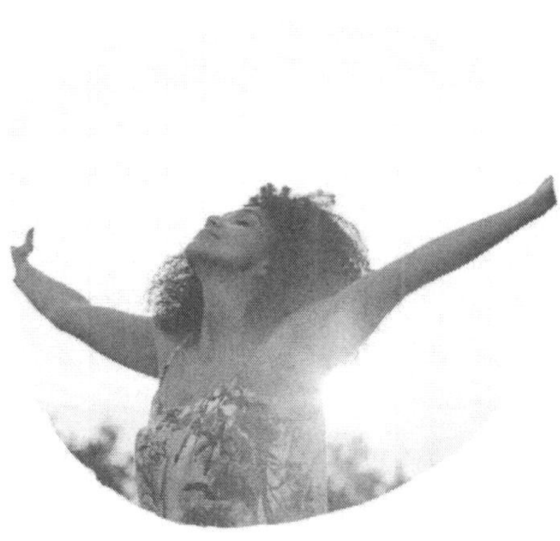

negativ sieht und sich im schlimmsten Fall in Gedanken niedermacht, wird es hier noch schwerer haben als es sein müsste. Im später folgenden Kapitel rund um das Thema Glaubenssätze erfahren Sie, wie Sie Ihre positiven Emotionen gezielt trainieren können. Nur mit einer veränderten Einstellung zu allen Ereignissen und möglichen Herausforderungen ist es überhaupt möglich, resilienter zu werden.

Zu guter Letzt möchte ich aber noch darauf hinweisen, dass es bei positiv eingestellten Menschen nicht der Fall ist, dass diese tatsächlich wenige Krisen erleben. Oder weniger als andere, die eine negative Grundhaltung haben. Es geht mehr um die Wahrnehmung der einzelnen Erlebnisse. Sie können positive Erlebnisse sehr stark oder aber ganz schwach erleben. Hier hat sich gezeigt, dass es positiv eingestellte Menschen mit entsprechenden Gedanken und Emotionen sind, die einzelne Erlebnisse deutlich positiver wahrnehmen. Der Fokus liegt damit auf den guten Dingen und eben nicht auf allem schlechten, was vielleicht ebenfalls passiert. Häufige kleine positive Momente wiegen offenbar viele negative auf und sorgen dafür, dass selbst in Ärger oder in stressigen Augenblicken positive Dinge noch wahrgenommen werden.

Ich gebe Ihnen ein kleines Beispiel zur Veranschaulichung mit: In stressigen Momenten meiner Arbeit habe ich früher dazu geneigt, alles negativ zu sehen und den Stress stark an mich heranzulassen. Heute genieße ich an anstrengenden Arbeitstagen morgens zuerst meinen Lieblingskaffee und freue mich auf eine Mittagspause mit gesundem Essen. Am Ende des Tages bin ich beim gleichen Arbeitspensum wie früher, bei den gleichen blöden Arbeitskollegen positiver gestimmt und weniger müde als es früher der Fall war. Ich genieße mehr, lebe stärker im Moment und habe mich mit dem Thema Achtsamkeit genau wie mit dem Thema der positven Gedanken beschäftigt. Negative Gedanken lassen sich nach und nach durch positive ergänzen, was in der Praxis leichter funktioniert als Sie jetzt vielleicht annehmen.

Meine Lieblingsübung, die bei mir Wunder gewirkt hat, gebe ich Ihnen hier mit:

Führen Sie ein Glückstagebuch oder ein Tagebuch der Dankbarkeit. Schreiben Sie jeden Abend fünf Dinge (oder gerne mehr) auf, für die Sie heute dankbar waren oder die Sie glücklich gemacht haben. Fühlen Sie dabei die guten Dinge und lernen Sie, sich auf das Gute in Ihrem Leben zu konzentrieren. Das klingt zu einfach? Früher dachte ich das auch, doch heute weiß ich, dass eine Veränderung nicht so schwer sein muss, nur weil sie viel im Leben ändert. Es reicht auch aus, wenn Sie recht simple Dinge aufschreiben, es geht nicht um die riesigen Ereignisse im Leben. Ein Beispiel für eine klassische Liste von mir zeige ich Ihnen für einen besseren Eindruck der Möglichkeiten:

1. *Die Sonne schien nach dem Aufstehen*
2. *Bei der Joggingrunde im Wald hatte ich heute besonders viel Energie*

3. *Nach dem Friseurbesuch sind die Haare wieder schön und ich fühle mich auch wohl in meiner Haut*

4. *Meine Tochter hat mir ein schönes Bild gemalt*

5. *Ich hatte ein tolles Mittagessen – es gab Pasta mit Pesto*

Ja, solche Dinge stehen in meinem Glückstagebuch. An vielen Tagen schreibe ich Dinge wie gute Gespräche mit Freunden, tolle Filme oder das entspannende Gefühl bei einem Spaziergang auf. Es gibt so vieles, wodurch ich heute in einen Glückszustand versetzt werde. Dabei ist es nicht so, dass nichts Negatives in meinem Leben passiert. Doch durch den Fokus auf Positives können mir die Krisen und Probleme viel weniger anhaben als es früher der Fall war.
Mein Tipp an Sie: Befassen Sie sich mit Ihren Emotionen und achten Sie darauf, ob Sie positiv oder negativ denken. Bei negativen Gedanken sollten Sie möglichst innehalten, tief durchatmen und überlegen, ob sich diese Gedanken nicht doch positiver formulieren lassen. Es klingt im ersten Moment vielleicht extrem, die eigenen Gedanken zu kontrollieren. Doch mit der Zeit und mit ausreichend Training ist es möglich, dass Sie hier ganz automatisch positiver denken. Sie bemerken die schönen und positiven Dinge viel eher. Einfach, weil Sie Ihre Gedanken umprogrammiert haben. So, wie es mir nach viel Training und Geduld auch gelungen ist.

Optimismus

Es wird schon alles gut!

Sind Sie optimistisch oder gehören Sie eher zu den Pessimisten? Eine der Säulen der Resilienz lautet Optimismus als Resilienzfaktor oder als Schlüsselfunktion einer starken Resilienz. Sie haben die Entscheidung selbst in der Hand: Denken Sie, dass schon alles gut wird oder malen Sie sich Ihre Zukunft in grauschwarzen Farben aus? Auch die Pessimisten, die sich nicht für solche halten, sondern sich zu den Realisten zählen, sollten hier einmal aufhorchen. Denn für eine starke innere Widerstandskraft und für die Fähigkeit, mit allem umgehen zu können, brauchen Sie unbedingt die richtige Grundhaltung.

Optimisten sind ohne Frage glücklicher, haben die bessere Ausstrahlung und gehen deutlich unbeschwerter durchs Leben. Nicht zuletzt ist das bestimmt der Fall, weil mehr an einem Optimisten abprallt, der sowieso davon ausgeht, dass alles gut wird. Das wird es sicher auch und wenn nicht,

sollten Sie noch etwas abwarten und sich in positiven Emotionen üben, über die Sie im letzten Kapitel schon mehr erfahren haben.
Es geht bei dieser Säule der Resilienz um den festen Glauben daran, dass alle schweren Momente und Krisen bewältigt werden können. Mit jeder gut überstandenen Krise wächst der Glauben an einen positiven Ausgang, wenn es wieder kritisch wird. Es gibt für Optimisten keinen Grund, davon auszugehen, dass nicht alles gut wird. Grundsätzlich hängt alles von den Erwartungen ab, die an das Leben gestellt werden. Warum sollte es schlecht ausgehen, welchen Grund haben Sie anzunehmen, dass nicht alles gut wird? Überlegen Sie daher einmal, welche Erwartungen Sie haben und wovon sie allgemein ausgehen, wenn Sie Schwierigkeiten oder Problemen begegnen.
Eines steht fest: Optimismus fällt als Einstellung nicht gerade vom Himmel, sondern kann trainiert werden. Darum möchte ich Ihnen im Bonusteil dieses Buches unbedingt Übungen vorstellen, durch die Sie Ihre optimistische Einstellung stärken und üben können. Es hat mich selbst Zeit, Geduld und ein Umdenken im größeren Ausmaß gekostet, um wirklich eher zu den Optimisten, statt zu den Pessimisten zu zählen. Natürlich bin ich in dieser Hinsicht nicht perfekt – von einer eher pessimistischen hin zu einer optimistischen Grundeinstellung werden auch Sie nicht einfach so kommen. Doch mit Geduld, Zeit und regelmäßigem Training können Sie Ihre Grundhaltung zum Leben sowie zum

Ausgang bei allen Problemen und Krisen positiv beeinflussen.

Ein ganz wichtiger Teil des Verständnisses von Optimismus und Pessimismus als Erwartungshaltung besteht darin, dass diese Erwartungshaltung auch Ihre Wahrnehmung beeinflusst. So nehmen die Pessimisten eher die negativen Dinge wahr und fühlen sich dadurch immer wieder in ihrer Erwartung bestätigt. Die Optimisten nehmen die positiven Dinge hingegen eher wahr und denken dadurch, dass sie mit ihrer positiven Grundeinstellung immer richtig liegen. Sagt Ihnen eine selbsterfüllende Prophezeiung etwas? Letztendlich geht es darum, dass Sie durch Ihre Erwartungen dafür sorgen, dass Sie automatisch bestimmte Dinge eher wahrnehmen als andere.

Kurz gefasst heißt das, dass ein Mensch, der immer positiv denkt, eher die guten Dinge im Leben bemerkt statt die schlechten. Anders herum funktioniert es aber auch, sodass Sie selbst entscheiden können, ob Sie Ihr Leben eher leidend oder glücklich verbringen wollen. Stellen Sie sich nur einmal vor, dass Sie ein Problem auf Ihrer Arbeit bekommen. Sie denken, dass Ihnen Gutes passiert und gehen positiv an das Problem heran – das Ergebnis wird sein, dass Ihnen auch etwas Gutes passiert oder das Ergebnis so ausfällt, dass Sie immer noch einen positiven Lerneffekt erleben. Gehen Sie hingegen schon mit der Einstellung an dieses Problem heran, dass es nur schlimmer werden kann,

werden Sie garantiert in dieser Annahme bestärkt. Es ist genau wie mit Problemen und Krisen im Leben: Sie entscheiden selbst, wie Sie etwas wahrnehmen und haben damit Einfluss auf Ihren Blick auf das Leben. Was nützt es, immer vom schlechten auszugehen und die Bestätigung zu bekommen, dass das Leben traurig und schrecklich ist?
Meist handelt es sich um einen unbewusst optimistischen Blick auf die Zukunft. Optimisten entscheiden sich eher nicht bewusst dazu, dass sie jetzt alles positiv angehen. Doch es handelt sich hier um eine Fähigkeit, die sich trainieren und verbessern lässt. Heute sehe ich durch mein Training sowie durch die veränderte Erwartungshaltung keinen Grund, immer von etwas Schlechtem auszugehen. Ganz im Gegenteil: In der letzten Zeit werde ich immer wieder positiv bestärkt und erfahre, dass ein positiver Blick auf die Zukunft die ganze Welt fröhlicher färbt. Quasi die ganz persönliche rosafarbene Brille, bei der die negativen Dinge eher zur Seite geschoben werden. Allein durch meine erste Reaktion auf ein Problem oder eine mögliche Krise merke ich heute immer wieder, wie resilient ich tatsächlich geworden bin und wie stark ich mich innerlich verändert habe. Das merken natürlich auch Freunde, mein Mann und selbst meine Tochter und freuen sich über die optimistische Grundeinstellung.
Sicherlich fragen Sie sich jetzt nicht nur, wieso unsere Erwartungshaltung unsere Wahrnehmung so stark beein-

flusst, sondern auch, wie Sie Ihren Optimismus stärken können. Unsere Erwartungshaltung führt zu einer bestimmten Formulierung, die unser Gehirn sehr gut wahrnimmt. Es geht hier um die Art und Weise, wie Sie an die Dinge herangehen. Nehmen wir einmal an, dass Sie eine Präsentation für Ihre Abteilung halten müssen, die auch von den Vorstandsmitgliedern besucht wird. Sie erinnern sich an Ihre letzten Präsentationen mit kleinen Mängeln, die aber sehr gut und authentisch ankamen. Sie haben viel Lob bekommen und machen sich keine Gedanken darum, dass es diesmal nicht klappen sollte. Schließlich haben Sie es doch schon mehrere Male geschafft! Mit einer solchen Einstellung konzentrieren Sie sich auf Ihr Ziel, auf den positiven Ausgang und machen sich keine Sorgen – wodurch der Vortrag definitiv entspannter gehalten werden kann.

Jetzt stellen Sie sich einmal die gegenteilige Herangehensweise vor: Sie hören, dass Sie eine Präsentation halten sollen und gehen innerlich schon davon aus, dass Sie Probleme haben oder scheitern werden. Vielleicht wiederholen Sie sich die ganze Zeit etwas wie „Ich darf keine Fehler machen!" und versteifen sich auf die Fehler, da Ihr Gehirn leider Wörter wie „nicht" oder „kein" ausblendet. Sie sagen Ihrem Gehirn damit „Ich darf Fehler machen!" und konzentrieren sich zu allem Überfluss nur auf die Fehler und nicht auf die in der Vergangenheit erreichten Erfolge.

Bei welcher Herangehensweise wird die Präsentation wohl zum Erfolg werden? Das ist mit der Einstellung und der Erwartungshaltung gemeint, die sehr wohl eine Rolle in Bezug auf den Ausgang der Dinge spielt.
Einige Tipps für mehr Optimismus, die mir sehr bei der Veränderung meiner Gedanken geholfen haben, möchte ich an dieser Stelle gerne weitergeben:

1 Dem Trübsinn nicht nachgeben

Nur weil rund um Sie herum Trübsinn herrscht, alle traurig oder schlecht gelaunt dreinblicken und selbst der Himmel grau in grau ist, müssen Sie selbst noch nicht der Stimmung nachgeben. Denken Sie an etwas Positives, rufen Sie sich Erfolge und positive Gefühle ins Gedächtnis, die Ihnen helfen können. Mir selbst ging es immer bei dem morgendlichen Weg zur Arbeit mit den öffentlichen Verkehrsmitteln so, wenn gerade alle Pendler unterwegs waren. Ist Ihnen schon einmal aufgefallen, dass scheinbar die Welt untergeht, so wie alle dreinblicken? Je positiver Sie selbst eingestellt sind, desto weniger lassen Sie sich von dieser Stimmung anstecken und beeinflussen. Denn es ist meiner Erfahrung nach sehr leicht, sich von dem allgemeinen Trübsinn mitreißen zu lassen und nicht so leicht, sich bewusst dagegen zu entscheiden. Trotzdem kann ich die etwas größere Mühe nur empfehlen, die es kostet, sich gegen die Masse zu stellen und dem Trübsinn mit positiven Erinnerungen oder einem Lächeln zu begegnen!

2 Weg von all den negativen Menschen!

Bei der Beschreibung der Säule rund um das Thema des sozialen Netzwerkes bin ich schon kurz darauf eingegangen, dass es wichtig ist, sich von negativen Menschen zu trennen. Energieräuber und alle Menschen, die immer nur schlechte Stimmung verbreiten, schaden langfristig und rauben Ihnen sehr viel Kraft. Es wird Ihnen sehr schwerfallen, eine optimistische Grundhaltung zu erreichen, wenn Sie

3 Innerlich von schlechter Stimmung abgrenzen

Sie können nicht alle Menschen, die negativ denken, nörgeln und immer schlechter Stimmung sind, aus Ihrem Leben streichen. Dann würde zumindest in unserem Kulturkreis nicht mehr so viele übrigbleiben. Sie können aber beginnen, sich innerlich sich oft oder ständig mit negativen Menschen umgeben.

von den schlechten Schwingungen abzugrenzen und versuchen, diese nicht an sich heranzulassen. Nur weil andere

Menschen ihr Leben nur negativ sehen und denken, dass die Welt morgen untergeht, muss das nicht für Sie selbst gelten! Das ist zwar nicht immer einfach zu erkennen und umzusetzen, hilft aber enorm. Distanzieren Sie sich innerlich von den Aussagen und Stimmungen der anderen, es betrifft Sie selbst nicht! Auf meiner Arbeit neigen meine Kollegen teilweise extrem dazu, alles schlecht zu sehen und unglaublich negativ zu denken. Ich kann diese Menschen durch die Arbeit nicht aus meinem Leben verbannen, muss aber nicht immer zuhören! Sie werden sehen, dass sich dadurch schon in Gedanken einiges verändern kann und Sie sich besser fühlen, wenn Sie sich nicht immer von dieser schlechten Stimmung anstecken lassen.

Es sorgt nicht nur für eine stärkere Resilienz mit der Fähigkeit, dass vieles an Ihnen abprallt, wenn Sie optimistisch bleiben. Vielmehr wurde sogar erkannt, wie gesund es für Körper und Psyche gleichermaßen ist, wenn Sie mit positiver Erwartungshaltung durch das Leben gehen.

Eine positive Selbstwahrnehmung

Ich bin gut so, wie ich bin!

Sich selbst klein zu machen, stets unsicher zu sein und an (vermeintlichen) Fehlern herumzunörgeln, ist heute ein Problem, welches viele Menschen haben. In solchen Fällen ist die Selbstwahrnehmung oft alles andere als positiv, was sich auf verschiedene Lebensbereiche auswirkt. Sich selbst positiv wahrzunehmen und zu wissen, dass man trotz aller Fehler gut ist, wie man eben ist, hat große Auswirkungen auf die innere Widerstandskraft!

Menschen mit einer hohen Resilienz schätzen sich selbst. Oder sie haben eine höhere Wertschätzung für sich selbst übrig als es bei vielen anderen Menschen der Fall ist, die eher nicht zu den resilienten Personen gezählt werden. Eine Wertschätzung der eigenen Fähigkeiten, der Stärken und der Persönlichkeit an sich lassen sich zu einer positiven Selbstwahrnehmung zählen. Mit einer solchen Einschätzung prallen Kritik und Ablehnung im Allgemeinen eher an

Ihnen ab. Sie fühlen sich nicht nur optimistischer und können Ihre Leistungen besser einschätzen, sondern lassen sich auch nicht von anderen kleinmachen. Einfach ist der Weg zu einer positiven Selbstwahrnehmung nicht unbedingt, da wir Menschen dazu neigen, dass wir uns selbst besonders stark kritisieren. Niemand schaut kritischer auf uns als wir selbst – es hilft, sich das einmal mehr bewusst zu machen.

Wenn Sie einmal darüber nachdenken, werden Sie schnell merken, wie wichtig die Selbstwahrnehmung ist. Ich gebe Ihnen ein Beispiel, da neben meiner negativen Grundeinstellung auch meine Selbstwahrnehmung ziemlich daneben war, bevor ich aktiv an dieser arbeitete. Woran das lag? Ich bin mir sehr sicher, dass fehlende Bestätigung in meiner Kindheit und das Gefühl, nie gut genug für meine Familie zu sein, hier stark mitgewirkt hat. Das Ergebnis war, dass ich mich selbst nur negativ wahrnahm. Leider zeigte sich diese Selbstwahrnehmung in so vielen kleinen Dingen: Ich fühlte mich bei Kritik sofort persönlich angegriffen, empfand mich selbst als schlech-

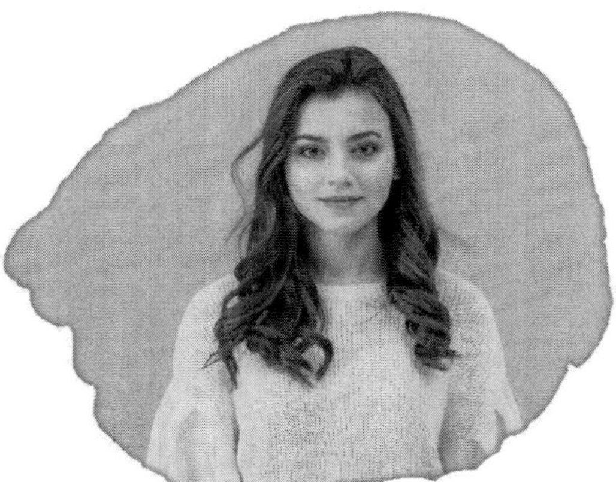

ter als andere Menschen, verglich mich ständig und war sehr unsicher. Das Ergebnis davon? Die Beziehung mit meinem Ex-Partner, dem ich nie die Stirn bieten konnte. Viele Freundschaften, in denen ich vor allem kritisiert wurde. Und nicht zuletzt eine negative Ausstrahlung nach außen hin. Haben Sie schon einmal von dem Spruch gehört, dass man sich zuerst selbst lieben muss, bevor andere Menschen einen lieben können? Da ist sehr viel Wahres dran!

Um sich selbst zu lieben und um sich weniger schnell angegriffen zu fühlen, ist eine positive Selbstwahrnehmung entscheidend. Vor der Selbstliebe kommt daher der wichtige Punkt der Selbstakzeptanz und der positiven Wahrnehmung der eigenen Persönlichkeit mit allen Ecken und Kanten. Das ist mir heute gelungen, dass ich mich selbst anders und vor allem positiver wahrnehme. Schon oft wurden mir in meiner Arbeit gute Führungsqualitäten bescheinigt, da ich der Meinung der anderen Mitarbeiter und meiner Chefs zufolge ein gutes Händchen für die Mitarbeiter habe. Ein solches Kompliment hätte ich früher abgewehrt, da ich von mir selbst nie geglaubt hätte, dass diese Führungsqualitäten tatsächlich vorhanden sind.

Heute weiß ich, dass tatsächlich etwas an diesen Komplimenten dran ist, da ich wirklich gut mit den Mitarbeitern zurechtkomme und dennoch respektiert werde. Anders gesagt: Die Menschen machen recht leicht das, worum ich sie bitte und geben sich auch Mühe, da sie motiviert sind und gute Ergebnisse erzielen wollen. Das passiert bei vielen anderen Führungskräften bei uns im Unternehmen eher selten. Früher hätte ich es für völlig normal gehalten, dass die Mitarbeiter sich so verhalten. Die Menschen nehmen mich dennoch seit meinem Training bezüglich der Resilienz anders wahr und es ist noch leichter als früher, gut zusammenzuarbeiten. Hier sehen Sie nicht nur, wie positiv sich eine veränderte Selbstwahrnehmung auf Ihr eigenes Gefühl auswirken kann. Ihre Umgebung merkt eine solche Veränderung ebenfalls.

Es gibt auch Bereiche, in denen meine Selbstwahrnehmung bis heute nicht ganz so positiv ist. So können mich negative Aussagen über meinen Körper und vor allem über mein Körpergewicht noch immer treffen. Dafür prallen Kommentare bezüglich meiner Fähigkeiten als Mutter oder bezüglich meiner Arbeit schnell an mir ab. Eben weil ich gelernt habe, damit innerlich umzugehen und heute weiß, dass ich gut so bin, wie ich bin. Das war kein ganz leichter Weg und ich arbeite aktuell noch daran, auch in Bezug auf meinen Körper ein positives Selbstbild zu entwickeln. Durch mehr Sport, Ruhe und vor allem eine gesündere Ernährung gelingt es mir heute aber eher als früher, mich wohl mit mir selbst zu fühlen. Das hat direkt positive Auswirkungen auf meine Ausstrahlung sowie auf meine Gefühle und Reaktionen bei Kommentaren über meinen Körper. Wobei natürlich mehr positive Bemerkungen als früher mit dabei sind,

da sich ganz klar meine Ausstrahlung und selbst meine Körperhaltung verändert haben. Wichtig ist es hier aber vor allem, sich mit sich selbst wohler zu fühlen und nicht nur auf die anderen zu achten.
Vielleicht haben Sie selbst sogar schon bemerkt, dass es Menschen gibt, die gar nicht an ihre Fähigkeiten glauben. Manchmal wird aus der Unsicherheit oder der fehlenden realistischen Selbstwahrnehmung heraus sogar ein von anderen gewählter Beruf ergriffen. Quasi wie in früheren Zeiten, in denen die Eltern, der Familienstand oder der Status als Sohn oder Tochter in einer Familie über den Beruf bestimmt haben. Oder wir lassen es zu, immer als schwächer, weniger intelligent oder weniger leistungsfähig wahrgenommen zu werden. Leider steht es fest, dass gerade Frauen dazu neigen, sich selbst unglaublich kritisch zu begegnen. Fehler an der eigenen Persönlichkeit werden schnell angenommen und nicht selten über Jahre hinweg mitgetragen. Frauen neigen beispielsweise auch dazu, bei Gehaltsverhandlungen sehr bescheiden aufzutreten und bei Bewerbungen die eigenen Fähigkeiten geringer einzuschätzen. Die „Ich bin der Beste!" – Einstellung ist tatsächlich eher bei Männern zu beobachten. Damit ist nicht unbedingt gemeint, dass Sie immer übertrieben selbstbewusst auftreten sollten. Ein starkes Pochen auf die jeweiligen Fähigkeiten kann schnell abstoßend wirken und macht nicht unbedingt sympathischer. Es gibt aber auch keinen Grund, sich selbst immer klein zu

halten und durch eine Unterschätzung der eigenen Fähigkeiten schlechtere Ergebnisse zu erzielen als andere.
Zwei Übungen, die mir persönlich sehr geholfen haben, meine Selbstwahrnehmung zu ändern, stelle ich Ihnen hier direkt vor:

1 Das Reframing – Eigenschaften umdeuten

Jeder Mensch hat Schwächen und vermeintlich negative Eigenschaften, die stören und belasten können. Je nach Fokus kann der Blick auf solche Eigenschaften enorme negative Konsequenzen mit sich bringen. Beim Reframing geht es darum, diese Eigenschaften erfolgreich umzudeuten. Für diese Übung geht es im ersten Moment darum, die störende Eigenschaft aufzuschreiben.
Der nächste Schritt ist ein wenig schwerer, da es jetzt darum geht, dass Sie diese Eigenschaft in etwas Positives umwandeln. Hat Ihnen diese Eigenschaft schon einmal geholfen oder war in einer bestimmten Situation gar nicht so schlecht? Nehmen wir einmal an, dass Sie ein wenig faul sind und gerne lange schlafen. Dann haben Sie aber auch ein entspannteres Leben und gehen alles vermutlich etwas ruhiger an. Oder Sie sind vielleicht, so wie ich selbst, schnell gestresst und arbeiten eindeutig zu viel. Das lässt sich auch so umdeuten, dass Sie erfolgreicher sind als viele andere. Es

klingt vielleicht wie eine Aufgabe aus einem Bewerbungsgespräch bei einem Unternehmen, doch eines steht fest: Diese kleine Übung kann bei der Selbstwahrnehmung Wunder wirken.

2 „Ich bin die Beste!"

Ein wenig mehr an sich selbst zu glauben, schadet in jedem Fall nicht. Sie müssen das ja nicht in Gegenwart von anderen aussprechen, doch es hilft bei der positiven Selbstwahrnehmung enorm, wenn Sie sich selbst höher einschätzen. Ich habe mir eine „Ich bin die Beste!" Liste erstellt und dort aufgeschrieben, was ich wirklich an mir schätze und liebe. Von Pünktlichkeit über Loyalität bis hin zu meinen Augen und meiner Sportlichkeit stehen dort bunt gemischte Dinge auf der Liste. Schreiben Sie doch einmal auf, was Sie an sich selbst lieben und nehmen Sie sich diese Liste gelegentlich zur Hand. Oder erweitern Sie diese Liste nach Lust und Laune, da mit der Zeit immer neue Punkte dazukommen werden.

Insgesamt schadet es sicherlich nicht, die eigenen Fähigkeiten realistischer einzuschätzen, sich selbst positiver wahrzunehmen und vor allem, sich endlich, selbst zu lieben! Weitere Übungen zu diesem wichtigen Thema und zum Training der Resilienz-Säule „positive Selbstwahrnehmung" finden Sie natürlich im Bonusteil, um hier mit der Zeit deutliche Verbesserungen zu bemerken.

Akzeptanz

Akzeptieren, was sich nicht ändern lässt

Gehören Sie zu den Menschen, die akzeptieren, was sich nicht ändern lässt und das Beste aus der Situation machen? Oder zu den Menschen, die mit den Ereignissen hadern und sich gedanklich fragen, warum es so kommen musste?

Eine ganz wichtige Säule der Resilienz ist die Akzeptanz. Gemeint ist damit nicht, dass Sie sich hilflos oder ohnmächtig fühlen sollen, wenn etwas passiert. Vielmehr geht es darum, die Dinge so zu akzeptieren, wie sie sind und aus diesen heraus zu handeln. Sie können bestimmte Dinge im Leben kontrollieren. Gemeint sind all Ihre Handlungen, Ihre Gefühle und nicht zuletzt.

Ihre Gedanken. Andere Dinge können Sie nicht kontrollieren und das ist auch gut so. Sie können weder eine Naturkatastrophe noch eine Wirtschaftskrise und schon gar keine Krankheiten oder Unfälle kontrollieren. Und Sie sind nicht verantwortlich für die Gedanken anderer Menschen, ganz egal wie das manchmal von der Gesellschaft dargestellt wird. Es geht bei der Säule Akzeptanz daher ausschließlich darum, die Dinge zu akzeptieren und anzunehmen, die Sie nicht ändern können. Vieles können Sie einfach nicht beeinflussen und die Ereignisse haben auch nichts mit Unglück, Schicksal oder ähnlichem zu tun. Zumindest glauben resiliente Menschen nicht daran, dass das Schicksal oder Glück sowie Unglück zu den Ereignissen geführt haben.

Stellen Sie sich einmal vor, dass Sie Ihre Arbeit aus wirtschaftlichen Gründen verlieren, weil es dem Unternehmen nicht gut genug ging. Sie können sich jetzt hinsetzen, traurig sein und nicht handeln. Oder Sie akzeptieren diese Veränderung als etwas, was Sie nicht ändern konnten und handeln aus der neuen Situation heraus. Sie können sich zum Beispiel einen neuen, besseren Job suchen, der besser bezahlt wird oder Ihnen schlicht mehr Spaß macht. Natürlich können Sie grübeln und überlegen, warum gerade Ihnen so etwas passiert ist und nicht anderen. Oder die Fehler bei sich suchen – was hier auch nicht hilfreich wäre. Sie können aber auch, wie gerade beschrieben, diese Kündigung akzeptieren und die Chancen sehen, die durch diese Kündigung entstehen.

Natürlich gibt es einfach nicht immer Vorteile, die Sie in schweren Situationen oder Momenten sehen können. Unfälle, schwere Krankheiten oder gar Todesfälle sind schrecklich und lassen sich beim besten Willen weder positiv deuten noch als Grundlage für wunderbare Entwicklungen ansehen. Hier hilft es nur, an der eigenen Akzeptanz zu arbeiten, diese Dinge hinzunehmen, zu verarbeiten und weiter zu machen. Am besten mit einer positiven Grundhaltung und ohne einen ständigen Blick auf die schlimmen Dinge im Leben. Viele negative Ereignisse lassen sich als Erfahrung verbuchen, die zum Leben dazugehören und die zumindest noch einen gewissen Lerneffekt mit sich gebracht haben. So sehe ich heute zumindest die Trennung von meinem Ex-Partner: Ich habe viel gelernt, auch darüber, mich selbst mehr zu wertschätzen und darüber, welche Art Beziehung ich nicht führen will. Der Tod von meinem Vater hat mich ebenfalls im Nachhinein gesehen eine Sache gelehrt: Ich muss mein Leben mehr leben, Momente genießen und mir Zeit für meine Ziele, Träume und natürlich für wichtige Menschen im Leben nehmen. Selbstverständlich ist so etwas schließlich auch nicht.

Schaffen Sie es, aus negativen Ereignissen einen Lerneffekt zu ziehen? Falls nicht, können Sie einmal für sich ein negatives Erlebnis oder eine Krise in Ihrem Leben gedanklich hervorholen. Suchen Sie dann ganz gezielt nach einem Lerneffekt, den Sie hier erfahren haben oder nach einer Erkenntnis, die Sie für Ihr zukünftiges Leben gewonnen haben!

Damit bietet Ihnen die Akzeptanz letztendlich die Möglichkeit, weniger zu grübeln und mehr zu handeln. Es hilft nichts, die Gedanken rund um negative Ereignisse kreisen zu lassen und sich immer wieder zu fragen, warum etwas so passiert ist, wie es eben passiert ist. Besser, gesünder und meiner Überzeugung nach auch deutlich weniger schmerzhaft ist es hier, die Dinge zu akzeptieren und passend zu handeln. Sie glauben nicht, wie viel leichter und besser man sich fühlen kann, wenn man die ständigen Überlegungen á la „Was wäre, wenn..." abstreift und sich darauf konzentriert, was eben ist. Ich muss zugeben, dass ich heute oft etwas empfindlich reagiere, wenn jemand mit dem „Was wäre, wenn..."-Spiel beginnt. Einfach weil ich denke: Es ist aber nicht so, wir leben in der Welt und in der Situation, weil es ist, wie es ist. Übrigens auch ein ziemlich hilfreicher Grundgedanke im Rahmen einer weltweiten Pandemie. Akzeptanz ist dann sehr gesund und es hilft gar nichts zu denken, was hätte sein können.

Vielleicht können Sie sich diesen Resilienz-Schlüssel als eine Art Einstellung vorstellen, bei der das Beste aus einer Situation gemacht wird. Es geht hier schließlich um nichts anderes mehr als darum, das Beste aus einer Situation zu machen. Auch wenn diese Situation gerade schwierig oder besonders kritisch ist.

Die Kontrollüberzeugung

Das eigene Leben in der Hand haben

Die anderen sind immer schuld daran, dass es mir schlecht geht? Andere Menschen haben mehr Glück, wachsen in wohlhabenden Familien auf, sind reicher und haben vielleicht auch noch dafür gesorgt, dass eigene Chancen gerade entgehen? Solche Aussagen und Denkweisen sind ganz klar Anzeichen für eine fehlende Kontrollüberzeugung. Dabei handelt es sich bei einer starken Kontrollüberzeugung um einen wichtigen Schutzfaktor für die Psyche sowie um eine der Säulen der Resilienz. Schauen wir uns doch einmal genau an, was mit der Kontrollüberzeugung gemeint ist und wie diese unser Denken, Fühlen und Handeln beeinflusst!

Haben Sie sich schon einmal Gedanken darüber gemacht, wie stark Sie vom Gefühl her eine Situation beeinflussen können? Denken Sie, dass aktuelle Ereignisse etwas mit Ihren Handlungen zu tun haben oder führen Sie diese Ergebnisse auf Handlungen von anderen zurück? Wer übrigens viele Dinge auf das Schicksal zurückführt oder immer an glückliche oder unglückliche Zufälle glaubt, besitzt keine starke Kontrollüberzeugung. Das bedeutet im Klartext, dass resiliente Menschen davon überzeugt sind, dass ihre Handlungen zu Ergebnissen im Leben führen und sie selbst über das Leben bestimmen. Oder dieses gestalten. Der Unterschied liegt hier also, wie so oft, schon in der Art der Gedanken über das Thema.

Ich möchte Ihnen ein persönliches Beispiel geben, da ich früher eindeutig nicht über eine starke Kontrollüberzeugung verfügt habe. Ich war mit meinem heutigen Ex-Partner zusammen und sehr unglücklich in dieser Beziehung. Ich hatte das Gefühl, dass sich das Schicksal regelrecht gegen mich verschworen hat, dass ich einen solchen Mann in meinem Leben habe und genau ihm begegnet bin. Ich fühlte mich hilflos, ohnmächtig und bekam das Gefühl, dass es mein Schicksal ist, unglücklich in Beziehungen zu sein. Leider waren meine Partner vor diesem einen Ex-Partner auch nicht gerade die Kandidaten für eine wunderbare und harmonische Beziehung. Es hat lange gedauert und ich musste mich erst intensiv mit verschiedenen Themen beschäftigen, bis ich verstanden habe, dass nur ich allein die Kontrolle über mein Leben habe. In Folge davon habe ich es geschafft, mich von diesem Mann zu trennen und war davon überzeugt, dass der nächste Mann in meinem Leben eine andere Beziehung mit mir haben wird.

Zwar war ich zum Zeitpunkt, an dem ich meinen heutigen Mann kennengelernt habe, noch lange nicht auf meinem heutigen Stand in Bezug auf meine Persönlichkeitsentwicklung. Doch ich hatte schon damit begonnen, über alles nachzudenken und damit, meine Gedanken zu verändern. Ich war damals und bin heute davon überzeugt, dass unser Denken, Handeln sowie unsere gesamten Gefühle dafür sorgen, dass Menschen in unser Leben kommen. Wer nur negativ denkt, kann nichts Positives erzielen. Und wer denkt, dass andere Menschen das eigene Leben in der Hand haben, wird ganz klar unglücklich mit dieser Einstellung. Nicht zuletzt führt eine solche Einstellung nur dazu, dass alles hingenommen wird, weil es einfach so sein muss. Oder weil das Schicksal, der Zufall oder eine höhere Macht es so wollen. Ich habe aktiv angefangen, darüber nachzudenken, warum ich einer Macht oder anderen Menschen zuschreibe, was in meinem Leben passiert.

Menschen mit einer hohen Kontrollüberzeugung denken daher, dass ihr aktueller Zustand von ihren eigenen Handlungen herrührt. Sie geben nicht anderen Menschen die Schuld dafür, sondern wissen,

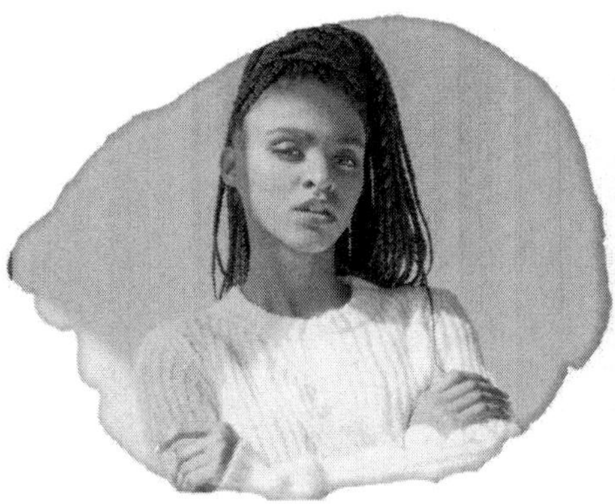

dass sie selbst etwas getan haben, um an diesen Punkt zu gelangen. Haben Sie beispielsweise eine furchtbare Arbeit ohne Perspektive, in der Sie auch noch schlecht behandelt werden, ist das nicht nur auf andere Menschen zurückzuführen. Sie halten diese Arbeit aus, lassen sich so behandeln und könnten sich jederzeit eine andere Stelle suchen. Das mag im ersten Moment nicht immer einleuchten, doch bei einer intensiveren Beschäftigung mit diesem Thema klingt es schon logischer. Sie handeln selbst, haben die Kontrolle und fühlen sich innerlich stärker und glücklicher, wenn Sie das Gefühl haben, dass Sie selbst die Zügel in der Hand haben.

Das macht resiliente Menschen schließlich aus: Sie sind innerlich stark und führen Erfolge und Niederlagen sowie die aktuelle Lebenssituation nicht auf andere Menschen zurück. Sondern auf die eigenen Handlungen. Egal, ob es dabei um den Beruf, das Privatleben, die Gesundheit oder, wie es bei mir der Fall war, um die Wahl des Partners geht.

Selbstwirksamkeitserwartung

Das Vertrauen in die eigenen Fähigkeiten

Die letzte Säule der Resilienz, die ich an dieser Stelle ansprechen möchte, ist die Selbstwirksamkeitserwartung.

Grob gesagt handelt es sich hier um das Vertrauen in die eigenen Fähigkeiten. Wer daran glaubt, alle wichtigen Fähigkeiten und Ressourcen zu haben, um hinterher Probleme zu lösen oder an neuen Herausforderungen zu wachsen, besitzt eine hohe Selbstwirksamkeitserwartung.

Dementsprechend wichtig ist diese Eigenschaft für eine starke Resilienz. Nur wer sich selbst genug zutraut und weiß, welche Fähigkeiten und Ressourcen vorhanden sind, kann auch jede Krise bewältigen.

Es handelt sich bei Menschen, die selbstwirksam handeln um solche, die einfach daran glauben, Herausforderungen zu schaffen und neue Aufgaben erfolgreich zu bewältigen. Diese Säule der Resilienz kann daher gar nicht ohne ein hohes Selbstwertgefühl und ein positives Selbstbild entstehen. Menschen mit einem geringen Selbstwertgefühl oder einem eher negativen Selbstbild sind nicht in der Lage, stets an ihre Fähigkeiten zu glauben, sich entsprechend stark genug für alle neuen Herausforderungen zu fühlen. Wer unsicher ist, sich selbst nichts zutraut oder ein negatives Selbstbild hat, muss sich erst einmal mit diesen Punkten befassen, um eine stärkere Selbstwirksamkeitserwartung zu erhalten. Außerdem hilft Optimismus als Grundeinstellung enorm bei dieser Fähigkeit und es schadet sicherlich nicht, positive Emotionen zu haben und entsprechend von einem positiven Ausgang bei allen Problemen überzeugt zu sein. Sie sehen also, dass die einzelnen Säulen der Resilienz wirklich eng miteinander verbunden sind und nicht gesondert vorhanden sein können.

Selbstwirksamkeit meint damit sowohl die Kontrolle als auch die Kompetenz, die bekannt sind und ausgeübt werden können. Es handelt sich um die feste Überzeugung, Ereignisse beeinflussen zu können. Einfach, weil die eigenen Handlungen zu positiven Ergebnissen führen und weil die persönlichen Kompetenzen bekannt sind. Ganz wichtig ist an dieser Stelle auch, dass Sie bei eintretenden Erfolgen nicht das Schicksal oder äußere Mächte, sondern die eigenen Fähigkeiten verantwortlich machen. Nicht zuletzt wird angenommen, dass es sich bei einem Erfolg nicht nur um eine einmalig auftretende Angelegenheit handelt, sondern um etwas, was häufiger vorkommt. Einfach, weil klar ist, dass die Erfolge durch die eigenen Kompetenzen überhaupt erst möglich sind.

Selbstwirksamkeit lässt sich durch verschiedene Wege entwickeln oder deutlich stärken. Zum einen ist es hilfreich, wenn Sie es schaffen, mit Stress oder Angst sowie mit Problemen besser umzugehen. Positive Emotionen sowie Vorbilder, denen Sie folgen können oder konnten, helfen ebenfalls weiter. Nicht zuletzt ist es hier enorm wichtig, Erfolge zu spüren und bedeutende Erfolgserlebnisse im Leben zu haben. Wenn Sie beispielsweise immer Erfolg im Sport haben, werden Sie schließlich auch eher an zukünftige Erfolge glauben und trauen sich sicherlich mehr zu. Einfach, weil schon verschiedene Erfolgserlebnisse vorhanden waren.

Daher wird dieser Resilienzschlüssel oder diese Säule auch als abschließender Punkt genannt. Hier ist es einfach wichtig, dass erst andere Fähigkeiten trainiert und das Selbstwertgefühl gestärkt werden, bevor die stärkere Selbstwirksamkeit zum Einsatz kommt. Persönlich habe ich bemerkt, dass, je mehr ich mir zugetraut habe, je besser mein Selbstbild wurde und je eher ich von meinem Können überzeugt war. Mit dem stärkeren Zutrauen in meine Fähigkeiten kam es dann zu der Veränderung meiner Wahrnehmung von Problemen. Diese

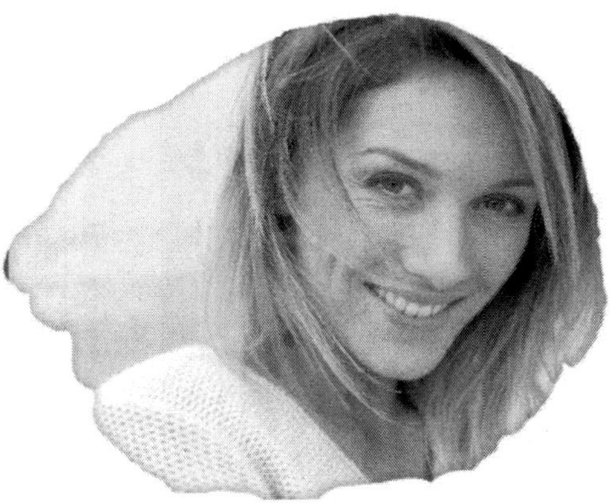

habe ich immer mehr als Herausforderung angesehen, welche ich bewältigen kann. Mehr zu meinem Vorgehen und Tipps, wie Sie das auch schaffen, finden Sie in dem Kapitel rund um den Umgang mit allen Problemen im Alltag. Im Wesentlichen ist eine hohe Selbstwirksamkeitserwartung erforderlich, um mit sämtlichen Problemen besser umgehen zu können. Dieser Resilienzschlüssel stellt damit wirklich einen Schlüssel für die meisten dar, die oft regelrecht an alltäglichen Problemen verzweifeln.

Sicherlich können Sie sich jetzt die Säulen der Resilienz etwas besser vorstellen und erahnen, dass die Stärkung der psychischen Widerstandskraft auf ganz verschiedenen Ebenen erfolgt. Ein ganzheitliches Training ist daher auch enorm wichtig für den Erfolg. Im nächsten Kapitel gehe ich auf ein Thema ein, welches mir persönlich aufgrund meiner Erfahrung besonders am Herzen liegt: Das Überwinden schädlicher Glaubensmuster!

Schädliche Glaubensmuster

erfolgreich überwinden

Wir lernen von Kind an, die Welt auf eine bestimmte Weise zu sehen und sind dabei stark vom eigenen Umfeld geprägt. Natürlich hat die Kindheit einen großen Einfluss auf Glaubensmuster, die wir entwickeln. Es geht an dieser Stelle nicht darum, lange Reisen in die Vergangenheit zu unternehmen, sondern wirklich die zum aktuellen Zeitpunkt vorhandenen schädlichen Glaubensmuster zu entdecken. Ich bin selbst stark vor diesem Schritt zurückgeschreckt, da in meiner Kindheit vieles passiert ist, dass ich heute nicht mehr anfassen möchte. Dass ich es nicht geschafft habe, den Tod meines Vaters zu verarbeiten und dabei den Kontakt zu meiner Mutter fast vollständig verloren habe, lässt hier schon tief blicken.

Vielleicht fragen Sie sich jetzt, was unter schädlichen Glaubensmustern verstanden wird? Sie haben schon vorher in diesem Buch gelesen, dass unsere Kindheit uns stark prägt

und auch in Bezug auf die eigene Wahrnehmung viele Grundsteine legt. Schädliche Glaubensmuster sind Überzeugungen, die Sie sich im Laufe der Zeit angeeignet haben. Es muss sich hier nicht um die richtigen Überzeugungen handeln oder um solche, die rational erklärbar sind. Es handelt sich um Glaubenssätze, die wir uns oft über Jahre hinweg angewöhnt haben. Stellen Sie sich solche Glaubenssätze als Überzeugungen, Denkmuster oder als eine Art antrainierten Tunnelblick vor. Die meisten Menschen besitzen schädliche Glaubenssätze in unterschiedlicher Ausprägung. Wichtig ist eher, diese zu erkennen und aktiv etwas dagegen zu unternehmen.
Ein Beispiel erklärt es vielleicht ein wenig besser:
Ich bin mit dem Gedanken groß geworden, dass man sich nicht auf andere Menschen verlassen sollte, sondern nur auf sich selbst. Kennen Sie den Wahlspruch von Gustav Görner „Verlass dich nicht auf andere und rechne nie auf Dank."? Diesen Satz habe ich als Kind so häufig gehört, dass der Wortlaut bis heute in meinem Kopf eingebrannt ist und ich der festen Überzeugung war, dass man sich nicht auf andere Menschen verlassen und niemals mit Dank rechnen sollte. Natürlich handelte es sich bei diesem Wahlspruch nur um einen Teil der gesamten Aussage, der sicherlich auch anders aufgefasst werden kann. Leider beinhaltet ein solcher Glaubenssatz, dass man sich auf andere nicht nur nicht verlassen sollte, sondern ihnen auch nicht so sehr ver-

trauen darf. Die Folge davon? Toxische Beziehungen mit einem gewaltigen Vertrauensproblem und die ständige Bestätigung meines Glaubenssatzes durch den falschen Fokus. Und dadurch, dass ich natürlich auch falsche Menschen in mein Leben geholt habe. Die wiederum diesen Glaubenssatz bestätigt haben. Ein klassischer schädlicher Glaubenssatz, der schon früh eingeprägt wird.

Hier finden Sie einige schädliche Glaubenssätze:

Ich bin hässlich

Ich bin tollpatschig

Ich bin ein Außenseiter

Das Leben ist hart
(und ungerecht)

Ich kann das nicht

Ich habe Pech im Leben

Ich bin nicht liebenswert

Wenn wir über Jahre hinweg solche Dinge vermittelt bekommen, glauben wir sie. Und so entstehen Glaubenssätze. Diese können, wie bei den vorherigen Beispielen, blockieren, schwächen uns innerlich, machen unglücklich und ziehen noch viele weitere negative Folgen nach sich.

Nur einige Beispiele für schädliche Glaubensmuster und ihre Folgen sind:

Eine fehlende oder falsche Selbstwahrnehmung

Zwänge

Toxische Beziehungen (zum Partner/ zur Mutter)

Schwierigkeiten, die Vergangenheit loszulassen

Warum gehe ich im Rahmen eines Buches zum Thema Resilienz auf Glaubensmuster ein? Der Grund ist einfach, denn eine der zuvor vorgestellten Säulen der Resilienz ist das positive Denken. Wer positive Emotionen hat und es schafft, sich von negativen Denkweisen zu verabschieden, wird die

Welt anders wahrnehmen. Und kann seine Fähigkeit zur Resilienz deutlich stärken. Mein Weg zum positiven Denken, welches mir heute sehr wichtig ist, und welches mir selbst in Krisensituationen hilft, führte ganz klar über die Befassung mit schädlichen Glaubensmustern. Ich musste erst erkennen, dass einige Dinge nicht ganz in Ordnung sind und mir langfristig schaden. Das zuvor genannte Beispiel mit dem Vertrauen in meine Mitmenschen zeigt schnell, wie viel Schaden bestimmte Glaubensmuster anrichten können. Und hierbei handelt es sich nicht um eine ausgedachte Überzeugung, sondern um eine, die mir als Kind sehr erfolgreich eingetrichtert wurde.

Jetzt fragen Sie sich sicher, wie Sie solche Glaubenssätze nicht nur erkennen, sondern auch etwas dagegen unternehmen können. Das ist ohne Frage möglich und erfordert vor allem den Willen, an sich selbst zu arbeiten und ein wenig Geduld mitzubringen. Schließlich handelt es sich hier um tief verankerte Überzeugungen, die nicht ohne ein wenig Arbeit verschwinden werden. Doch je mehr Sie sich von Ihren negativen Glaubenssätzen verabschieden, desto widerstandsfähiger und stärker werden Sie innerlich. Auf dem Weg zu einem resilienten Menschen ist daher ein genauer Blick auf die jeweiligen Glaubenssätze enorm wichtig und darf tatsächlich nicht fehlen.

Folgende 3 Schritte empfehle ich Ihnen zur Arbeit an schädlichen Glaubensmustern:

1 Erkennen

Zunächst einmal müssen Sie wissen, welche schädlichen Glaubensmuster bei Ihnen vorhanden sind. Haben Sie vielleicht ähnliche Sprüche verinnerlicht, wie es in meinem Beispiel der Fall gewesen ist? Oder haben Sie bestimmte Denkmuster bei sich entlarvt, die Sie persönlich als schlechter, weniger intelligent oder hässlicher als andere darstellen? Gehen Sie einmal in sich und überlegen Sie, welche Denkmuster bei Ihnen besonders stark vorhanden sind und ob es sich hier nicht vielleicht um Gedanken handelt, die Ihnen schaden können?

2 Überprüfen

Jetzt sollten Sie das erkannte Glaubensmuster einmal ehrlich und kritisch überprüfen. Machen Sie sich bewusst, dass Sie sich einen Tunnelblick angeeignet haben, der nichts mit der Realität zu tun hat. Vielmehr bestätigen Sie sich durch die Suche nach der Bestätigung von Ihrem Glaubensmuster dieses immer wieder aufs Neue. Sie lassen keine gegenteilige Möglichkeit zu, da Sie nur die Dinge wahrnehmen, die zu diesem Glaubensmuster passen. Spätestens hier wird

deutlich sichtbar, wie stark unsere Wahrnehmung sich von der rational gesehenen Realität unterscheidet. Kein Wunder, dass manche Menschen im Leben denken, sie hätten nur Pech oder wären extrem tollpatschig. Durch entsprechende Glaubensmuster werden solche Annahmen immer wieder bestätigt, da der Blick auf Erfolge oder auf positive Erlebnisse zu schwach ist.
Überprüfen Sie den jeweiligen Glaubenssatz und suchen Sie ganz gezielt nach möglichen Beweisen, die Ihrem Glaubensmuster widersprechen. Sammeln Sie ruhig über einen längeren Zeitraum hinweg nach gegenteiligen Beweisen, da Sie es so schaffen, innerlich zu spüren, dass Ihr Glaubenssatz falsch war. Bleiben wir einmal bei meinem vorherigen Beispiel, dass man sich nicht auf andere verlassen und nie mit Dank rechnen sollte. Jetzt suche ich gezielt nach Beispielen und Ereignissen, die das Gegenteil aussagen. Und zwar, dass andere Menschen verlässlich und dankbar sein können:

- *Meine Nachbarin war sehr dankbar, dass ich ihre Post immer angenommen habe.*
- *Die Arbeitskollegin hat zuverlässig meine Aufgaben übernommen, als ich krank war.*
- *Bei dem letzten Vortrag auf der Arbeit hat der Kollege die Präsentation zuverlässig und sehr ordentlich übernommen.*

- *Mein Mann meldet sich immer, wenn er später kommt.*
- *Mein Mann hält seine Versprechen mir gegenüber und stärkt mir den Rücken.*
- *Meine Freundinnen waren über die Hilfe dankbar, die ich ihnen bei ihren Bewerbungen gegeben habe.*

Mit diesen ganzen Gegenbeispielen fällt schnell auf, dass mein bisheriger Glaubenssatz wohl doch nicht so ganz passte. Damit kommen wir direkt zum nächsten und letzten Schritt, der Änderung der bestehenden Glaubensmuster. Denn wenn es so viele Argumente gegen die eigene Überzeugung oder gegen das eigene Glaubensmuster gibt, dann ist vielleicht doch etwas dran, nicht wahr? Zumindest musste ich selbst bei meinem Training der Resilienz feststellen, dass ich so einige eigenartige und ganz klar schädliche Glaubensmuster besaß. Ich arbeite noch immer daran, alle zu ändern, da es sich nicht um einen kurzfristigen Prozess handelt. Diese Geduld sollten Sie selbst auch mit sich haben, da es Nerven und Zeit kostet, tief verwurzelte Glaubensmuster langsam aufzuweichen. Und dauerhaft zu ändern!

3 Ändern

Der letzte Schritt ist nicht einfach, jedoch unbedingt notwendig in Bezug auf eine stärkere Resilienz und vor allem auch in Bezug auf eine höhere Lebensqualität. Jetzt geht es darum, schädliche Glaubensmuster nach und nach zu ändern. Sich eben nicht mehr von diesen beeinflussen zu lassen und zu merken, wie viele Möglichkeiten im Leben durch den bisherigen Tunnelblick entgangen sind. Formulieren Sie einen neuen, positiven Glaubenssatz und wiederholen Sie diesen regelmäßig. Einige positive Glaubenssätze sind zum Beispiel:

- *Ich bin stark.*
- *Ich kann alle Probleme meistern.*
- *Ich vertraue in die richtigen Menschen.*
- *Ich bin attraktiv.*

Dabei handelt es sich nur um einige Optionen, da es mit von Ihren vorhandenen Glaubenssätzen abhängt, welche neuen Sätze Sie sich einprägen sollten. Bisher hat es bei mir sehr gut funktioniert, wenn ich vor dem Versuch einer Änderung erst einmal verstehe, dass mein Glaubensmuster nicht richtig war. Je mehr Argumente ich gegen meine bisherige Denkweise finde, desto einfacher wird auch die Veränderung.

Schädliche Glaubensmuster behindern uns nicht nur, sie schwächen auch unsere innere Widerstandskraft. Wenn Sie, so wie ich, Ihre Resilienz trainieren wollen, dann ist es wichtig, die vorhandenen Glaubensmuster zu erkennen und die problematischen zu überwinden. Apropos Probleme: Im nächsten Kapitel gehe ich intensiver auf den richtigen Umgang mit den Problemen des Lebens ein. Denn die Probleme verschwinden nicht, wie ich selbst feststellen musste. Doch es verändert sich das eigene Leben, wenn Sie es auch schaffen, anders mit den vorhandenen Problemen umzugehen.

Der richtige Umgang mit allen

Problemen des Lebens

Probleme treten im Leben einfach auf. Das ist normal. Einen echten Unterschied kann es aber machen, wie mit diesen Problemen umgegangen wird. Früher haben mich Probleme im Alltag regelrecht erdrückt, stark gestresst und dafür gesorgt, dass ich am Ende gar nichts mehr lösen konnte und wollte.

Es beginnt schon mit der Denkweise, wie Sie an ein „Problem" herangehen. Ich habe mir heute angewöhnt, lieber von Herausforderungen zu sprechen, statt von Problemen an sich. Überlegen Sie einmal, wie Sie an ein Problem herangehen. Verweilen Sie beim Problem an sich, machen sich Sorgen und verzweifeln regelrecht? Oder ist es eher der Fall, dass Sie lösungsorientiert an Probleme herangehen? Schon jetzt kann ich vorgreifen: Die lösungsorientierte Herangehensweise ist eindeutig die bessere und gesündere für Sie. Eine problemorientierte Herangehensweise blickt auf das Problem an sich und nicht auf die mögliche Lösung, die sich hier anbietet. Resiliente Menschen denken, wie Sie schon erfahren haben, optimistischer und fokussieren sich auf positive statt auf negative Emotionen. Damit geht ein bestimmter Blick auf Probleme einher, die sich ohnehin nicht verhindern lassen.

Es geht bei einem resilienten Umgang mit Problemen darum, sich auf das Ziel und damit auf die Lösung zu konzentrieren. Resiliente Menschen denken damit ganz klar lösungsorientiert und lassen sich durch Probleme gar nicht wirklich aus der Bahn werfen. Das ist wichtig, um hier in der Lage zu sein, immer und in allen Situationen zu handeln. Eine klassische Frage resilienter Menschen ist „Was kann ich jetzt unternehmen, um diese Situation zu lösen?". Die typische Frage von Menschen mit fehlender Resilienz ist hingegen „Warum immer ich?" oder wahlweise „Warum trifft es mich schon wieder?". Sie sehen dabei den großen Unterschied zwischen beiden Denkweisen. Da ich persönlich bemerkt habe, dass sich diese Lösungsorientierung trainieren lässt, glaube ich daran, dass Sie hier schnell Verbesserungen bemerken werden. Wenn Sie wollen!

Wenn es Probleme mit meiner Tochter oder auf der Arbeit gab, dann kreisten meine Gedanken früher stark um diese Probleme. Ich konnte überhaupt nicht abschalten und zerlegte das Problem gedanklich regelrecht in Einzelteile. Und machte mich oft dafür verantwortlich, dass so etwas passiert und fühlte mich regelrecht ohnmächtig. Ich kann doch sowieso nichts machen! So oder ähnlich lauteten meine Gedanken, die nicht selten verzweifelte Züge annahmen. Ich musste lernen, damit umzugehen und anders auf Herausforderungen im Alltag zu reagieren. Nehmen wir einmal an, dass einer der Mitarbeiter im Unternehmen, in dem ich als Personalleiterin arbeite, einen groben Fehler begangen hat. Dieser ist so groß, dass der zuständige Chef eine Abmahnung aussprechen und sich nicht davon abhalten lassen möchte. Ich muss zwischen beiden Parteien vermitteln, die Abmahnung aussprechen und dennoch dafür sorgen, dass der Mitarbeiter seinen Fehler einsieht und sich bessert. Ein ziemlicher Spagat, der mich früher immer belastet hat, da es schwer ist, mit dem wütenden Chef und dem Mitarbeiter, der sich angegriffen fühlt, zu sprechen. Jetzt schaffe ich es aber, dieses Problem nicht zu nah an mich heranzulassen und setze mich ruhig mit den Parteien an einen Tisch. Ich beschwichtige den Chef genau wie den Mitarbeitern, lege das Problem kurz dar und schlage Lösungen für die Zukunft vor. Im Anschluss gehen alle Parteien wieder an die Arbeit und sind ruhiger als sie es vorher waren.

Das klingt zu einfach? Doch genau das ist es doch: Der Umgang mit einem Problem im Berufs- oder im Privatleben entscheidet darüber, ob dieses schnell lösbar ist. Und natürlich auch darüber, ob Sie sich selbst gestresst fühlen oder nicht. Seitdem ich begonnen habe meine Probleme als Herausforderungen im Leben anzusehen, die sich ohne Frage lösen lassen, hat sich einiges verändert. Nicht nur, dass diese Dinge eher an mir abprallen und mich weniger persönlich belasten, sondern auch, dass mir alles lösbar erscheint. Meine Tochter quengelt und will nicht zur Schule? Das lässt sich lösen. Mein Mann hat Geldprobleme und kann die Rate für unser Reihenhaus nur mit Hilfe bezahlen? Auch das ist lösbar. Genau wie es auch bei allen Schwierigkeiten auf der Arbeit der Fall ist, die mir in meinem Job als Personalleiterin oft genug begegnen. Bei insgesamt 100 Mitarbeitern im Unternehmen gibt es da sehr häufig Probleme, die mal kleiner und mal größer ausfallen können. Es geht nur darum, wie ich an all diese Dinge herangehe.

Machen Sie sich bewusst, dass Sie selbst entscheiden können, wie nah Sie Probleme an sich heranlassen. Diese ändern sich nicht und treten immer wieder in unterschiedlicher Stärke auf. Wenn Sie Ihre Resilienz trainieren und echte Ergebnisse erzielen möchten, dann ist es wichtig, dass sich Ihre Einstellung ändert. Sie beginnen in Gedanken und mit Ihrer gesamten Herangehensweise auf alle Dinge des Lebens damit, etwas zu verändern und können Ihr Leben selbst gestalten. Das mag im ersten Moment ein wenig esoterisch klingen, ist jedoch eine ganz klare Aussage: Sie müssen ein Problem nicht als unlösbar empfinden. Stellen Sie sich selbst gegen die innere Ohnmacht, die Sie sonst empfinden werden.

Machen Sie sich bewusst, dass ein „Problem" immer eine negative Bedeutung für uns hat. Eine „Herausforderung" fühlt sich innerlich schon deutlich besser an und bei der „Lösung" gibt es eine positive Bedeutung. Das zeigt wieder

einmal, dass jeder Mensch seine Sichtweise auf die Dinge sowie die gesamte Wahrnehmung bestimmen kann. Wenn ich immer an Probleme denke und von solchen spreche, fühle ich mich schnell schwach und ohnmächtig gegenüber diesen. Denke ich hingegen an Lösungen, an Ziele und Herausforderungen, gehe ich mit einer ganz neuen Energie an diese heran. Vielleicht haben Sie selbst ja auch schon einen solchen Unterschied bemerkt?
Sehr hilfreich ist nicht nur eine andere Herangehensweise an ein Problem im Alltag, sondern ein generell anderer Fokus auf sämtliche Hindernisse im Leben. Dabei hat mir die Technik sehr geholfen, meine Sichtweise durch bestimmte Fragen zu verändern. Einige Beispielfragen helfen schnell dabei, diese neue Herangehensweise zu trainieren:

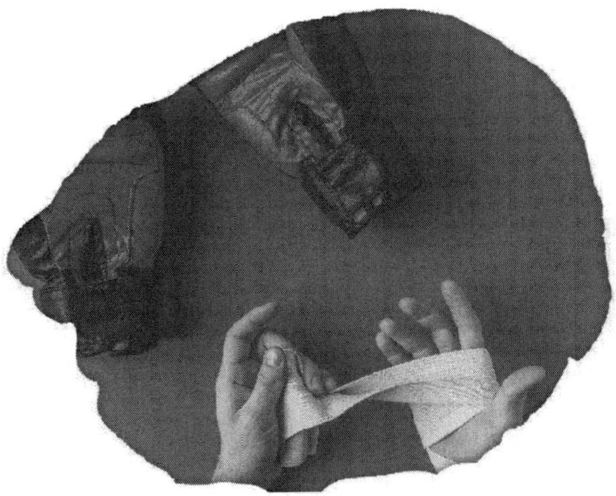

Was ist mein Ziel?

- *Welche Schritte sind erforderlich, um dieses Ziel zu erreichen?*
- *Wie sehen meine bisherigen Erfolge (zu diesem Thema) aus?*
- *Gibt es an anderen Stellen für mich umsetzbare Lösungen?*

Bleiben wir doch einmal bei meinem vorherigen Beispiel mit dem Mitarbeiter, der eine Abmahnung erhalten soll. Ich richte also meinen Fokus nicht nur auf die mögliche Lösung des Problems, sondern stelle mir gezielt Fragen, um die Lösung schneller zu erreichen. Nehmen wir einmal an, dass mein Ziel eine friedliche Lösung ist. Ich möchte erreichen, dass der abzumahnende Mitarbeiter den Fehler nicht noch einmal macht und gehe dafür in einem Gespräch schrittweise und möglichst einfühlsam vor. Bisher habe ich schon einige Male erfolgreich solche Konflikte gelöst, rufe mir diese ins Gedächtnis und recherchiere, wie andere Personalabteilungen in solchen Fällen vorgehen. Durch diese Vorbereitung bleibe ich gedanklich gar nicht mehr beim Problem, sondern suche aktiv nach sinnvollen Lösungen.

Nicht zuletzt gehört zum richtigen Umgang mit Problemen eine gute Portion Gelassenheit mit dazu, die Sie im Laufe der Zeit angehen können. Es gibt kein Problem, welches sich nicht lösen lässt, wenn Sie nur ruhig bleiben und an Lösungen arbeiten. Allerdings gehört es hier auch mit dazu,

dass Sie ruhig an diese Herausforderungen herangehen und zuvor an ihren resilienten Säulen arbeiten. Dann prallen schwierige Momente leichter von Ihnen ab, was es einfacher macht, diese zu lösen. Damit ist Resilienz zusammen mit sinnvollen Strategien und Fragestellungen immer die richtige Grundeigenschaft, um mit dem Alltag besser zurecht zu kommen.
Mein Tipp an Sie: Überprüfen Sie Ihre Sichtweise auf Probleme und trainieren Sie Ihre Fähigkeit, nach Lösungen zu suchen. Hier hilft es oft schon, tief durchzuatmen und sich selbst einen Moment Zeit zu geben. Jetzt überlegen Sie, welche Lösung sich anbietet und wie Sie es schaffen, das vorhandene Problem zu bewältigen. Je ruhiger Sie dabei sind und je häufiger Sie diese Eigenschaft trainieren, desto besser funktioniert diese Vorgehensweise auch!

Ablehnung und Stress bewusst meistern

Stress gehört in unserer heutigen Zeit scheinbar selbstverständlich mit zum Alltag dazu. Wir werden in allen Bereichen gefordert, vor allem die beiden Säulen Beruf und Familie kollidieren dadurch in vielen Fällen miteinander. Wünschen Sie sich auch, dass Sie Ablehnung und vor allem Stress bewusst meistern und weniger an sich heranlassen können? Dieses Thema lag mir durch meine bisherigen Erfahrungen besonders am Herzen, sodass ich hier aufgreifen möchte, wie auch Sie Stress meistern können. Sie haben in diesem Buch bereits erfahren, welche Folgen mit dauerhaftem Stress und ständiger Belastung einhergehen.

Wie sieht es bei Ihnen aus? Haben Sie auch schon körperliche Folgen bemerkt und vielleicht nicht nur das Gefühl von Hilflosigkeit, Stress und Überlastung? Die Folgen von Stress sind so vielseitig und auf Dauer so gravierend, dass es wichtig ist, frühzeitig dagegen vorzugehen und etwas zu unternehmen. In diesem Kapitel stelle ich Ihnen Möglichkeiten vor, wie Sie mit Stress umgehen und diesen meistern können. Auf klassische Tipps wie Meditation oder Yoga verzichte ich dabei, da der resiliente Umgang mit Stress schon etwas mehr erfordert. Es kann manchmal helfen, wenn Sie sich vor weiteren Schritten überlegen, wie sich Stress bei Ihnen im Leben bemerkbar macht. Dann ist der Antrieb, tatsächlich etwas zu verändern, auch ein anderer und Sie werden schnell mit der Umsetzung der gleich folgenden Vorschläge beginnen können.

Sie werden es nicht schaffen, ein Leben ganz ohne Stress und ohne Stressoren zu führen. Mit Stressoren sind hier Reize gemeint, die zur Auslösung der Stressreaktion führen. Wenn Ihre Kinder beispielsweise an der Kasse im Supermarkt einen Trotzanfall bekommen, dürfte es sich in vielen Fällen um einen gewaltigen Stressor handeln. Ich denke nicht, dass ich mit diesem Gefühl alleine dastehe. Akzeptieren Sie den Stress als einen Teil des Lebens und beginnen Sie damit, nicht alle Probleme negativ anzusehen. Je positiver Sie grundsätzlich an Herausforderungen herangehen, desto eher fühlt es sich nach positivem und nicht mehr nach negativem Stress an.

Mir persönlich hat bei Stress, bei Ängsten und insgesamt bei Problemen aller Art eine Veränderung der Sichtweise sehr geholfen. Je positiver ich auf alle Herausforderungen blicke, desto weniger kann Stress mir etwas anhaben und desto stärker bin ich auf Lösungen und meine Ziele fokussiert. So manches mal rufen bei mir Situationen, die früher für Stressreaktionen gesorgt haben, ein Lächeln hervor. Einfach weil ich ganz genau weiß, dass ich diese bewältigen und damit umgehen kann. Natürlich kommt es trotz einer solchen positiven Grundeinstellung mit Blick auf die Lösung aller Probleme vor, dass zusätzliche Maßnahmen zur Stressbewältigung erforderlich sind. Hier finden Sie meine wichtigsten Schritte, die mir heute immer helfen, wenn der Stress mal wieder besonders stark zu sein scheint:

1 Mehr Gelassenheit

Wenn ich grundsätzlich gelassener durch das Leben gehe und weniger unter Strom stehe, fällt direkt alles leichter. Eigentlich logisch, nicht wahr? Es ist aber alles andere als einfach, in einem hektischen Alltag die eigene Gelassenheit zu bewahren und zwischendurch tief durchzuatmen. Atemübungen, feste Pausen, Sport und eine positive Grundeinstellung haben mich auf dem Weg zu mehr Gelassenheit wirklich schon weit gebracht! Yoga und Meditation helfen aber ebenfalls, auch wenn Sie vielleicht diesen Hinweis schon nicht mehr hören können. Doch auf dem Weg zu mehr Gelassenheit sind vor allem kurze Meditationseinheiten regelrecht Gold wert. Je gelassener Sie mit der Zeit werden, desto mehr prallen Stress und Herausforderungen auch an Ihnen ab!

2 Ausgleich: Zeit für mich!

Diesen Punkt führe ich im nächsten Kapitel noch genauer aus, da der richtige Ausgleich enorm wichtig für das Wohlbefinden und das Training der Resilienz ist. Es ist enorm wichtig, sich Zeit für sich selbst und für die eigenen Bedürfnisse zu nehmen. Sie leben nicht nur für andere Menschen! Vielmehr ist es wichtig zu erkennen, dass Zeiten wichtig sind, die nur Ihnen gehören. Machen Sie sich dabei bewusst, dass es keine drei Stunden Auszeit am Tag sein müssen, um einen Ausgleich zum Beruf und zu den Anforderungen im Familienalltag zu schaffen. Vielmehr geht es darum, kurze Zeiten für sich selbst zu schaffen. Bereiten Sie sich in Ruhe einen Tee oder einen Kaffee zu, schließen Sie mittags für 10 Minuten die Augen oder bauen Sie einen kleinen Spaziergang in den Tag ein. Meine liebsten Dinge, die in meinem Alltag für einen Ausgleich sorgen:

- *30 Minuten Spaziergang auf dem nahen Feld oder in den Wald*

- *Einen guten Kaffee mit Milch trinken und dabei in einem Buch blättern*
- *Kekse oder einen Kuchen backen (ja, mich entspannt backen enorm. Vor allem in Kombination mit guter Musik!)*
- *Eine heiße Dusche ohne Hektik*
- *Joggen gehen*

Sie sehen, es sind nicht unbedingt große Dinge, die in meinem Leben für einen Ausgleich sorgen. Da jeder Mensch anders ist, lohnt es sich hier ganz klar, die eigenen Favoriten zu finden. Schon 10 oder 15 Minuten am Tag können hier viel bewirken, wenn es um kleine Zeiten geht, die nur für das eigene Wohlbefinden gedacht sind.

3 Prioritäten festhalten

Als Mutter und Berufstätige in Vollzeit hat der Tag gefühlt nie genug Stunden. Kennen Sie das auch? Mir ist bewusst geworden, dass ich unmöglich alles schaffen kann. Und nicht schaffen muss, da kluge Prioritäten dem Alltag nicht nur Struktur geben, sondern das Leben auch ein gutes Stück entspannter machen. Eine To-Do-Liste hilft dabei, den Überblick zu behalten. Ich gebe zu, dass ich To-Do-Listen heute liebe, mit Begeisterung schreibe und regelrechte Glücksgefühle beim Abhaken einzelner Aufgaben spüre. Ich schreibe mir seit Monaten jeden Morgen eine solche Liste und setze Prioritäten. Was muss heute erledigt werden, was reicht noch in 3 Tagen und was kann sogar einen Monat warten? Wichtig ist mir dabei, es nicht zu übertreiben – ich bin schließlich keine Maschine und gehe so vor, um Stress im Leben zu reduzieren. Nicht, um diesen noch zu vergrößern! Angewöhnt habe ich mir außerdem, in einer Excel-Tabelle auch wöchentliche und monatliche Aufgaben aufzuschreiben. Damit können mir selbst die jährliche Steuererklärung, der Frühjahrsputz und die Mitarbeitergespräche im Unternehmen nichts mehr anhaben. Und das was nicht wichtig ist? Nun, entweder gebe ich diese Aufgabe ab oder ignoriere sie erst einmal, bis irgendwann vielleicht Zeit da ist. Das Wörtchen „Nein!" kann übrigens Wunder wirken, wenn wieder andere Menschen zu viel aufladen wollen!

4 Zeitmanagement

Das Zeitmanagement ist für jede Frau, die ihre Rolle als Mutter genau wie die Rolle im Beruf ausüben möchte, extrem wichtig. Ich setze mir erst Prioritäten, bemühe mich dann um das Zeitmanagement und gehe im letzten Schritt auf Produktivitätstechniken ein, die bei der Erfüllung aller Aufgaben helfen. Durch die richtigen Techniken und Zeiten, die für alle wichtigen Dinge im Leben benötigt werden, fällt es leichter, sogar Zeiten für Auszeiten zu schaffen. Ganz egal, wie anstrengend der Beruf ist und in welcher Lebensphase sich die eigenen Kinder gerade befinden.

5 Produktivitätstechniken nutzen

Mir selbst helfen Produktivitätstechniken enorm, da ich mit diesen viel mehr schaffe und ein gutes Gefühl am Ende eines Tages habe. Es stresst schließlich auch, wenn die Anforderungen nicht nur hoch sind, sondern man auch noch das Gefühl hat, nichts wirklich zu schaffen. Erzielen Sie hingegen sichtbare Fortschritte, dann ist das Gefühl von Stress garantiert nicht so stark und Sie können sich schon bald auf andere Dinge konzentrieren. Meine beiden liebsten Produktivitätstechniken sind die Pomodoro-Technik und die Eat-the-frog-Methode. Was das sein soll? Nun, es geht hier um konzentriertes Arbeiten sowie um bestimmte Reihenfolgen, in denen Sie Ihre Aufgaben ausführen. Mehr erfahren Sie im Bonusteil dieses Buches, da Produktivitätstechniken beim Training der Resilienz ebenfalls eine große Rolle spielen. Je produktiver ich arbeite, desto weniger kann mir Stress etwas anhaben und desto mehr Zeit bleibt auch für Auszeiten!

Ein letzter Punkt, der kurz gesondert zu nennen ist, wäre dann noch die Akzeptanz. Akzeptieren Sie, dass Stress mit dazugehört und lernen Sie, damit umzugehen. Je eher Sie akzeptieren, dass Sie nie ein stressfreies Leben führen werden, desto besser. Sie entscheiden aber ganz allein selbst, wie Sie mit all dem Stress umgehen, der Sie umgibt. Es ist Ihr Blickwinkel, Ihre Herangehensweise, die hier einen Unterschied ausmacht. Resilienz ist schließlich keine Zauberformel, sondern erfordert Arbeit und aktives Training, damit diese gestärkt werden kann. Wenn Sie sich darauf einlassen, werden Sie aber schon bald Erfolge bemerken und spüren, dass theoretisch stressige Situationen immer mehr an Ihnen abprallen. Ich habe selbst festgestellt, wie groß der Unterschied bezüglich der eigenen Gefühle sein kann, obwohl es sich grundsätzlich um die gleiche Situation handelt. Sie wollen zukünftig auf der Arbeit oder im Privatleben besser mit dem anfallenden Stress umgehen? Dann wird es Zeit, dass Sie an Ihrer Einstellung und Herangehensweise arbeiten.

Das Thema Ablehnung ist hier noch einen extra Absatz wert. Sicherlich haben Sie auch schon Ablehnung zu spüren bekommen, ganz egal ob in beruflicher oder in privater Hinsicht. Ich musste feststellen, dass ich mir Ablehnung nur zu Herzen genommen habe, wenn ich innerlich in einer eher schwachen Position war. Mit steigendem Selbstbewusstsein und dem Wissen, dass ich auf einem guten Weg bin, haben mich Ablehnung und „Hass" von anderen immer weniger berührt. Ich überlege mir dann, ob die Kritik berechtigt ist und auf konstruktive Weise angesehen werden könnte. Meist ist das nicht der Fall und sie prallt regelrecht an mir ab. Machen Sie sich bewusst, dass niemand anderes außer Ihnen mit Ihrem Lebensstil und mit Ihren Entscheidungen glücklich sein muss. Hilfreich ist beim Umgang mit Ablehnung übrigens, wenn positive Emotionen und Optimismus in Ihrer Denkweise vorherrschen. Machen Sie sich bewusst, dass Sie viel erreicht haben und positiv auf die Zukunft blicken. Dann ist es für alle Menschen, die Ihnen mit Ablehnung begegnen, viel schwerer, Sie zu verunsichern.

Fest steht, dass es beim Training der Resilienz schnell dazu kommt, dass Sie Ihren Umgang mit Stress trainieren. Beim Training der einzelnen Säulen der Resilienz werden Sie sehr schnell lernen, wie Sie am besten mit Ablehnung umgehen können.

Doppelbelastung Beruf und Familie: Endlich abschalten!

Schon mehrfach haben Sie in diesem Buch gelesen, dass auch bei mir die Doppelbelastung von Beruf und Familie nicht nur vorhanden ist, sondern mich bis an meine Grenzen gebracht hat. Mehrfach. Das Thema Abschalten, für mich selbst sorgen und meine eigenen Bedürfnisse erfüllen, ist dabei besonders schwierig für mich. Denn die Bedürfnisse aller anderen kamen immer vor meinen eigenen. Mir war es wichtig, dass die Menschen in meiner Umgebung glücklich sind. Das ist immer noch so, keine Frage. Doch ich habe erkannt, dass ich selbst gelassener und glücklicher sein muss, damit ich mit der Doppelbelastung in meinem

Alltag zurechtkomme. Außerdem kann ich andere Menschen nur dann glücklicher machen, wenn ich selbst auch zufrieden bin und meine eigenen Bedürfnisse nicht immer ganz hinten anstehen. Im letzten Kapitel haben Sie bereits gelesen, dass ich mir ganz bewusst Auszeiten für mich selbst nehme, auch wenn es sich nur um kurze Momente handelt.

Weiterhin sind die Themen Zeitmanagement, das Setzen von Prioritäten und nicht zuletzt die Nutzung von Produktivitätstechniken sehr wichtig, wenn um darum geht, die bestehende Doppelbelastung zu bewältigen. Machen Sie sich bewusst, dass Sie nicht nur die passende innere Stärke und Grundhaltung benötigen, um sowohl den Beruf als auch die Familie zu bewältigen. Sie sind außerdem nicht allein, da sehr viele Frauen durch die vorhandene Doppelbelastung psychisch erschöpft sind und schon am Rande eines Burnouts stehen. Mir hat diese Erkenntnis tatsächlich geholfen, da man sich direkt weniger als Versagerin fühlt, wenn man sich die Tatsache vor Augen führt, dass sehr viele andere Frauen das gleiche Problem haben. Tatsächlich fühlen sich viele Eltern, vor allem aber die Frauen mit Kindern gestresst, die jünger als 18 Jahre sind. Der Haushalt ist bei einer Familie nicht mal eben zu stemmen, die Kinder erfordern Zeit und Aufmerksamkeit und der Beruf kann dann zur Quelle der absoluten Überforderung werden.

Es gibt verschiedene Möglichkeiten, wie Sie trotz dieser Doppelbelastung mit Stress und Herausforderungen umgehen können. Dabei ist es nicht erforderlich zu warten, bis die Kinder irgendwann groß sind – oder Sie gar in Rente gehen. Ganz im Gegenteil! Folgende Tipps und Tricks habe ich mir angeeignet oder sie wurden mir empfohlen, sodass ich diese nach erfolgreicher Umsetzung an Sie weitergebe:

1 Offen darüber sprechen

Wir Frauen werden oft so behandelt, als wäre alles selbstverständlich, was wir leisten. Das bisschen Haushalt lässt sich doch nebenbei erledigen, die Kindererziehung ist kaum der Rede wert und einen Vollzeitjob zu haben, ist doch ganz normal heutzutage. Erkennen Sie diese Einstellung? Vielleicht haben Sie sogar, genau wie ich selbst, immer ähnlich gedacht. Hier ist der erste Schritt die Erkenntnis, dass es eben nicht nur ein bisschen Arbeit ist, die sich kombinieren und nebenbei erledigen lässt. Und auch die Erkenntnis, dass andere Frauen offenbar nicht darüber sprechen wollen oder können und lieber schweigen – und versuchen, mit dem Stress zu leben.

Der erste Schritt nach dieser Erkenntnis war für mich das offene Gespräch. Meine Freundinnen und Arbeitskolleginnen konnten mich nicht nur verstehen, sondern machten genau die gleichen Erfahrungen. Das offene Gespräch hilft dabei, sich verstanden und nicht mehr unfähig zu fühlen. Sie sind nicht allein mit dieser zu hohen Belastung! Ganz im Gegenteil, nur gilt es immer als selbstverständlich und Frauen werden gerne als schwach betitelt, wenn diese Doppelbelastung nicht mehr gestemmt werden kann.

2 Lösungen mit dem Partner suchen

Falls Sie alleinerziehende Mutter sind, fällt dieser Schritt in vielen Fällen weg. Dann kann es aber eine Option sein, mit den eigenen Eltern zu sprechen und nach Unterstützung zu suchen. Es ist völlig normal, dass diese Unterstützung benötigt wird und nicht fehlen sollte. Falls Sie mit Ihrem Partner zusammenleben oder sich das Sorgerecht teilen: Suchen Sie gemeinsam nach sinnvollen Lösungen! An drei Tagen in der Woche zwei Stunden Auszeit nach der Arbeit zu haben, die Sie frei gestalten können, wäre eine Option. Oder jede Woche ein vollkommen freier Abend, an dem Ihr Partner sich um den Haushalt und um die Kinder kümmert. Wichtig ist hier nach meinen eigenen Erfahrungen vor allem, dass Sie aktiv dieses Gespräch suchen und als Team nach Lösungen suchen. Schließlich wird auch eine Beziehung glücklicher sein, wenn Sie selbst weniger gestresst und überlastet sind. Gemeinsame Auszeiten mit dem Partner, jedoch ohne Kinder, sollten ebenfalls zum Alltag mit dazugehören. Das mag am Anfang durchaus schwerfallen, wird mit der Zeit jedoch einfacher.

Bei diesem Schritt ist es sehr wichtig, dass nach guten Lösungen gesucht wird. Ein Streit, Vorwürfe oder die Zurückweisung der Behauptung einer hohen Belastung sorgen hier garantiert nicht für eine bessere Gesamtsituation. Natürlich gibt es auch in unserer Kultur ein Rollenbild der Frauen und der Männer, bei dem die Aufgabenteilung nicht immer vorgesehen oder üblich ist. Das bedeutet aber nicht, dass es nicht an der Zeit wäre, bewusst über diese Dinge zu sprechen und dann zu versuchen, zusammen mit Ihrem Partner etwas zu verändern. Mir haben diese offenen Gespräche mit meinem Mann nicht nur geholfen, sie haben tatsächlich eine Änderung und vor allem mehr Verständnis in unsere Beziehung gebracht. Diesen Schritt würde ich daher nicht missen wollen.

3 Gezielt Auszeiten einplanen

Dieser Tipp schließt sich direkt an den vorherigen an. Planen Sie ganz gezielt Auszeiten in Ihrem Alltag ein. Überlegen Sie sich dabei, was Ihnen gut tut und nehmen Sie sich dann die Zeit dafür. Wichtig wäre hier nur das Bewusstsein, dass Sie sich nicht schlecht oder schuldig für diese Auszeiten fühlen müssen. Ganz im Gegenteil: Ihnen stehen Auszeiten genauso zu, wie es bei jedem andere Menschen der Fall ist. Bewegung, Musik, eine Massage, ein gutes Buch oder eine Auszeit auf einer Liege im Garten sind hier nur einige schöne Möglichkeiten, um eine solche Auszeit zu genießen. Dabei ist es ganz wichtig, die Zeiten fest in den Terminplan einzutragen und wie feste Termine zu behandeln. Sonst passiert es sehr schnell, dass die Auszeiten immer wieder verschoben werden, da es bei diesen möglich ist.

4 Ein Stresstagebuch führen

Ich habe schon vor einer ganzen Weile damit begonnen, ein Stresstagebuch zu führen. Ein kleines Büchlein, welches mich immer begleitet und in dem die stressigsten Situationen meines Alltags festgehalten sind. Ganz egal, ob es sich um Situationen auf der Arbeit oder im Privatleben handelt! Es kostet am Anfang schon etwas Überwindung, die Situationen ehrlich aufzuschreiben, zu diesen zu stehen und sie nicht einfach nur hinzunehmen. Sie werden aber nur aus der regelrechten Spirale von Stress und Überforderung ausbrechen können, wenn Sie die problematischen Situationen erfassen, anerkennen und dann nach Lösungen suchen. Viele

Situationen lassen sich verbessern, mit Unterstützung leichter bewältigen und soweit entschärfen, dass diese als weniger belastend empfunden werden. Erst durch dieses Vorgehen gelingt es dann tatsächlich, abzuschalten und die Auszeiten nicht durch ständiges Grübeln zu ruinieren.

5 Gesunde Ernährung und Bewegung nicht vernachlässigen

Letztendlich macht eine Mischung aus all diesen zuvor genannten Tipps und Tricks einen Unterschied aus. Versuchen Sie, mehr Dinge an und Probleme durch gezieltes Training der Resilienz regelrecht an sich abprallen zu lassen. Wichtig wäre es außerdem, dass Sie sich nicht mehr auf ein Tauziehen um sich selbst einlassen. Ich habe festgestellt, dass ich viel häufiger Gefallen ablehnen muss und aufhören muss, mich von allen Menschen vereinnahmen zu lassen. Kennen Sie das Gefühl, dass ein regelrechtes Tauziehen um Sie und um Ihre Zeit stattfindet, am besten noch untermalt von Vorwürfen auf allen Seiten? Hier würde es schon sehr helfen, offener mit den Problemen und der zu hohen Belastung umzugehen und sich Hilfe zu suchen. Das macht keinen schwachen Eindruck, sondern macht Sie nur zu einem Menschen – und eine solche Vorgehensweise hilft am Ende sogar anderen Betroffenen, die ebenfalls den Weg aus dieser kräfteraubenden Belastung heraus finden (müssen).

Der resiliente Umgang mit Ängsten

Gerade bei Ängsten vor der Zukunft und vor Problemen handelt es sich um ein großes Hindernis in unserem Alltag. Daher ist es umso wichtiger, auf resiliente Weise mit Ängsten umzugehen und es zu schaffen, Stress und Ablehnung im Leben zu meistern. Natürlich können Sie mit Sport bis zu einem gewissen Punkt positive Ergebnisse erzielen, doch ich musste feststellen, dass zum resilienten Umgang mit Ängsten noch mehr dazugehört.

In den letzten Kapiteln bin ich bereits auf den Umgang mit Ablehnung und Stress eingegangen. Doch der Umgang mit Ängsten geht noch weiter und erfordert nicht zuletzt die Möglichkeit, richtig abzuschalten. Erst wenn Sie es schaffen, Grübeleien zu beenden und Ihre Gedanken sich nicht auf die Ängste, den Stress oder die Ablehnung konzentrieren, können Sie hier echte Erfolge erzielen. Ängste sind dabei auf vielen Ebenen zu erkennen und können uns stark belasten – in allen Lebenssituationen.

Schauen wir uns doch einmal an, was unter Ängsten tatsächlich zu verstehen ist. Tatsächlich ist Angst an sich ein sehr wichtiges Gefühl, ohne dass Sie heute wohl nicht dieses Buch lesen würden. Denn erst Ängste haben dafür gesorgt, dass unsere frühen Vorfahren geflüchtet sind, wenn eine Gefahr anstand. Oder überhaupt schnell genug reagiert haben. Denn Angst ist eine Emotion, bei der Stresshormone wie Cortisol und Adrenalin freigesetzt werden, damit eine sofortige Anpassung des jeweiligen Verhaltens die Folge ist. Der Körper wird unter Strom gesetzt, unter Stress und es ist möglich, das eigene Leben zu verteidigen. Heute ist eine solche Emotion tatsächlich nicht mehr in ganz so vielen Situationen hilfreich, wie es früher einmal der Fall war.

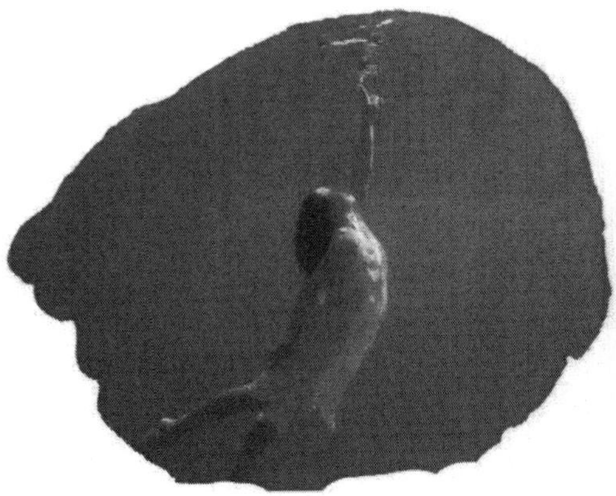

Vielleicht fragen Sie sich jetzt, warum es überhaupt zu Ängsten kommt, wenn doch heute so viele reale Gefahren gebannt wurden. Tatsächlich ist es für unser Gehirn nicht möglich, zwischen dem Angriff eines Tigers und einem Horrorfilm zu unterscheiden. In beiden Fällen wird das gleiche Areal im Gehirn angesprochen und führt zu der Angstreaktion. Wir haben das Gefühl, dass wir uns in einer Situation befinden, die unser Leben bedroht. Dabei ist es nicht wichtig, ob diese Lebensgefahr wirklich vorhanden ist oder ob es sich um eine dicke Spinne handelt, die lediglich ein solches Gefühl hervorruft. Dann kann es schnell dazu kommen, dass nicht nur gelegentlich Angst verspürt wird, sondern ganz regelmäßig. In solchen Fällen wird schnell von einer Angststörung gesprochen, die sich negativ auf das gesamte Leben auswirkt. Grundsätzlich führt Angst zu starker Anspannung, stellt eine natürliche Reaktion in vielen Situationen dar und kann als sehr belastend empfunden werden.

Jetzt geht es eher darum, die Angst nicht nur besser zu verstehen, sondern auch auf resiliente Weise mit dieser umzugehen. Versuchen Sie, diese Emotionen nicht grundsätzlich als falsch oder unnötig wahrzunehmen. Dann ist es auch wichtig, zu erkennen, welche Ängste es gibt, mit denen Sie vielleicht zurechtkommen müssen. Nur einige Optionen wären hier Versagensängste, finanzielle Ängste oder Verlustängste. Existenzangst gehört ebenfalls mit zu den klassischen Vertretern der heutigen Zeit, die uns regelrecht lähmen kann. Beachten Sie, dass Ängste auch einen Schutz bieten und uns zu guten Handlungen verleiten können, die vor Gefahren bewahren. Die Flucht aus einer gefährlichen Situation heraus wäre ein solches Beispiel. Natürlich dürfte die Versagensangst einer Mutter, die ihrer Rolle als Mutter und die Stellung im Beruf als beängstigend empfindet, eher nicht zu einer klugen Handlung führen. Vielmehr ist in einem solchen Fall zu erwarten, dass eine Art innerer Lähmung eintritt. Hier lohnt es sich ohne Frage, wenn Sie es schaffen, auf resiliente Weise mit diesen Ängsten umzugehen.

Gerade bei Versagensängsten und finanziellen Ängsten geht es nicht direkt um eine reale Gefahr, mit der Sie umgehen müssen. Dennoch wird die Angst nicht besser oder kleiner, nur weil Sie sich nicht auf diese einlassen möchten. Vielmehr bedeutet ein resilienter Umgang mit Ängsten, dass Sie es schaffen, die Ängste anzunehmen, zu akzeptieren und dennoch eine sinnvolle Lösung zu finden. Resilienz hat daher nichts mit reiner Ablehnung zu tun, sondern dreht sich vielmehr um einen veränderten Umgang mit vielen Herausforderungen. So, wie es beispielsweise auch bei Problemen der Fall ist!

Begrüßen Sie Ihre Ängste, wenn Sie aufkommen und akzeptieren Sie damit, dass Sie Ängste haben und mit diesen umgehen wollen. Je mehr Sie versuchen, die Angst zu leugnen oder einfach zu unterdrücken, desto mehr Macht geben Sie dieser. Begrüßen Sie die Angst hingegen, wird sie kleiner.

Ein kleines Beispiel zeigt schnell, wie der resiliente Umgang mit Ihren Ängsten aussehen könnte:

Stellen Sie sich vor, dass Sie aufgrund der großen Belastungen als Mutter in Kombination mit einem anstrengenden Job Versagensängste haben. Keine kleinen, scheinbar unbedeutenden Ängste. Vielmehr die richtige und große Angst, zu versagen und in allen Bereichen zu scheitern. Wenn Sie jetzt versuchen, diese Angst zu leugnen, als quatsch hinzustellen und sie gar nicht akzeptieren, blockieren und lähmen Sie sich selbst. Jetzt stellen Sie sich einmal vor, dass Sie die Angst annehmen, begrüßen und sagen:

„Hallo Angst, da bist du ja! Willst du wieder beweisen, dass ich als Mutter nur versagen kann und auf meiner Arbeit auch nichts schaffe?" Mit einem solchen Vorgehen verringern Sie Ihre Angst und schaffen es zusammen mit weiteren Techniken, die ich Ihnen noch in diesem Buch vorstellen möchte, sich nicht mehr lähmen zu lassen. Bei mir persönlich hat das wunderbar funktioniert und gerade in Bezug auf Versagensängste war es vorher wirklich schwierig mit mir.

Ich selbst habe mich auch gefragt, wie ich es tatsächlich geschafft habe, resilient mit Ängsten umzugehen. Warum ich dafür erst überlegen musste? Hier spielten mehrere Faktoren zusammen, sodass nicht nur von einem einzigen Punkt oder von einer kleinen Änderung die Rede sein kann. Vielmehr habe ich mehrere Aspekte verändert, die mich insgesamt stärker und resilienter gemacht haben. Der Umgang mit Problemen und mit ständiger Ablehnung war für mich genauso essenziell wie der Umgang mit Stress, den ich vorher zu nah an mich heranließ. Doch ich erinnere mich noch daran, dass mich vor allem Versagensängste früher genau wie Zukunftsängste regelrecht gelähmt haben. Mir hat hier die zuvor angesprochene Strategie der Akzeptanz meiner Ängste zusammen mit dem Blick auf positive Aspekte geholfen. Es geht immer darum, für sich selbst eine passende Strategie zu finden. So habe ich es geschafft, auf resiliente Weise mit Ängsten umzugehen, damit ich nach vorne schauen kann und mich nicht mehr vereinnahme lasse:

1 Die Akzeptanz

Ich habe ebenfalls festgestellt, dass es nichts nützt, Ängste von sich zu weisen oder als lächerlich darzustellen. Das macht es schlimmer – besser ist ohne Frage die Akzeptanz der Ängste als ersten Schritt. Es ist ganz egal, ob ich meine panische Angst vor Spinnen oder meine Versagensängste bekam. Die Akzeptanz dieser Ängste war immer mein erster Schritt nach vorne, da ich mich selbst damit ebenfalls akzeptierte und so annehmen kann, dass ich diese Ängste schlicht und einfach habe. Es ist eine Art von Verständnis für die eigene Persönlichkeit mit allen positiven und negativen Seiten. Mir selbst hat es geholfen zu sagen: „Ich akzeptiere diese Angst. Sie ist ein Teil von mir" oder „Hallo Angst! Mit dir hatte ich es schon länger nicht mehr zu tun!". Das klingt eigenartig? Versuchen Sie es ruhig einmal und Sie werden bald merken, dass damit der erste Schritt zur Besserung bereits getan ist!

2 Positive Gegendarstellung

Mit den positiven Gegendarstellungen habe ich begonnen, als meine Ängste schlimmer wurden und sich manchmal in Panik verwandelt haben. Falls Sie noch nie eine Panikattacke hatten, steht fest, dass ich sie auch niemandem wünsche und es immer besser ist, frühzeitig die Resilienz zu trainieren. Bei einer Panikattacke wird die Luft regelrecht knapp, die Brust schnürt sich zu und die Welt schrumpft beinahe zusammen. Die Ängste haben bei mir dann einen Höhepunkt erreicht und die einfache Akzeptanz, gefolgt von einer Entspannungseinheit, funktionierten nicht mehr. Ich habe für mich entdeckt, dass es mir hilft, durchzuatmen und eine positive Gegendarstellung zu schreiben. Nun, ich drücke Gefühle gerne schriftlich aus, wie auch dieses Buch zeigt. Sicherlich hilft es auch, mündlich eine Gegendarstellung zu beginnen. Wenn meine Versagensängste mich zu überwältigen drohten, dann zählte ich mir Erfolge als Mutter und bei meiner Arbeit genau wie im Rahmen meiner Beziehung auf. Ich schrieb mir auf, warum ich schon bewiesen habe, kein Versager zu sein und was ich alles geschafft habe. Der Fokus ging in diesen Momenten weg von Ängsten, weg von der Panik und auch das Gefühl der Enge in der Brust ließ nach. Heute passiert es mir noch immer, dass mich die Ängste manchmal heimsuchen. Durch diese hier beschriebene Taktik kam es aber nie mehr zu weiteren Panikattacken und der Umgang mit meinen natürlichen Ängsten fällt mir seitdem deutlich leichter.

3 Abschalten/ Sport treiben

Auch hier: Es handelt sich um meine persönliche Erfolgsformel, die bei mir sehr gut gewirkt hat. Ein wichtiger Abschluss von Ängsten, die ich entdeckt und akzeptiert habe, stellt das Abschalten und Sport treiben dar. Ich kann bei Sportarten wie Wandern und Joggen sowie beim Tanzen abschalten, fühle mich glücklicher und leichter. Falls Sie damit nicht gut zurechtkommen und auch keine Meditation mögen, können Sie für sich selbst Methoden zum Abschalten finden.

Sie sehen also, dass sich die Resilienz auch in Bezug auf bestimmte Aspekte trainieren lässt, die Ihnen im Alltag helfen können. Mir persönlich machte es sehr zu schaffen, dass ich mit Ängsten, Stress und mit Problemen nicht umgehen konnte. Ablehnung setze mir über Tage hinweg zu und führte dazu, dass ich mich klein und schwach fühlte. Natürlich ist es wichtig, alle 7 Säulen der Resilienz zu trainieren. Jeder Mensch wird sich aber bestimmte Schwerpunkte setzen, die besonders wichtig und zu berücksichtigen sind. Für mich als Frau, Mutter und Berufstätige war es wichtig, anders an Probleme heranzugehen und mit Stress so umzugehen, dass dieser mich nicht mehr krank machen kann. Sie selbst entscheiden, welche Schwerpunkte Sie sich setzen, doch der Umgang mit Stress oder Ablehnung ist sicherlich für die meisten Frauen ein wichtiger Punkt. Erfahren Sie in meinem großen Bonuskapitel noch, welche Praxistipps für mehr Widerstandskraft im Alltag Sie unbedingt mitnehmen sollten!

Bonus: So habe ich die Resilienz erreicht

Meine Praxistipps für mehr Widerstandskraft im Alltag

Mehrfach bin ich in diesem Buch bereits darauf eingegangen, dass mich verschiedene Aspekte und Themen bei meinem Weg zur Resilienz begleitet haben. Mein Wunsch und zugleich mein Antrieb für dieses Buch ist es, anderen Betroffenen zu helfen und eine größere Widerstandskraft im Alltag zu erreichen. Genau so, wie ich es auch geschafft habe. Das an dieser Stelle vorgestellte Konzept habe ich mir selbst zusammengestellt, da schließlich jeder Mensch anders ist und eigene Schwerpunkte bei einem solchen Training setzen will.

Vielleicht fragen Sie sich jetzt, wie ich auf dieses Konzept, diese Art von Resilienztraining gekommen bin? Tatsächlich haben mich meine ständigen Übungen und meine persönlichen Probleme, die ich überwinden wollte, dazu gebracht und dafür gesorgt, dieses Konzept zu entwickeln. Meine Vorschläge in Bezug auf die Struktur sind so gedacht, dass Sie auch im Rahmen der Berufstätigkeit damit arbeiten können. Diese Vorschläge basieren auf meinem eigenen Tagesablauf, der auch von meinem Beruf und von meiner Familie geprägt ist. Der folgende Plan ist auf eine Dauer von 14 Tagen ausgerichtet, damit Sie einen Einblick in alle Möglichkeiten erhalten und im Anschluss weitermachen können. Der Vorteil des folgenden Konzeptes oder des Trainings ist, dass ich hier als Mutter, die mit der Belastung von Familie, Beruf und eigenen Bedürfnissen nicht zurecht kam und mich Schritt für Schritt verändert habe. Natürlich können auch Frauen, die nicht mit dieser Doppelbelastung umzugehen haben, mit diesem Konzept große Erfolge erreichen und die Resilienz stärken. Doch ich richte mich speziell an Frauen, die, so wie ich, nicht viel Zeit haben und gerade mit den Themen Stress, Ablehnung und vielleicht auch einer negativen Denkweise umgehen müssen. Natürlich werden auch die Selbstwahrnehmung sowie grundsätzlich kleine Auszeiten beachtet, da es gerade für berufstätige Mütter enorm wichtig beim Training ist, das eigene Stresslevel zu reduzieren. Auch deutlich zu reduzieren, damit die größere Resilienz überhaupt eine Chance hat, sich zu entwickeln.

Resilienz Training: Innere Stärke für Frauen

Mein speziell entwickeltes Resilienztraining beinhaltet jeweils Übungen für den Morgen, Mittag und den Abend. Sie können natürlich auch innerhalb eines Tages tauschen. Außerdem können Sie sich bei den Übungen zu den einzelnen Tageszeiten Ihre Favoriten heraussuchen, falls Sie nicht den gesamten Plan umsetzen wollen. Alle Übungen sind absichtlich kurzgehalten, um im Alltag umsetzbar zu sein, der schließlich oft schon anstrengend genug ist. In den vorherigen Kapiteln haben Sie bereits einige Übungen gefunden, wenn Sie sich ganz speziell auf einzelne Resilienz-Säulen konzentrieren wollen. Mit diesem Plan decke ich aber die wichtigsten Bereiche ab und mache ein gezieltes Training Ihrer inneren Widerstandskraft möglich.

Tag	**Morgens**	**Mittags**	**Abends/ nach Feierabend**
1	*Erstellen Sie einen Tagesplan: Was können Sie heute schaffen?*	*Einen Moment für sich um die Mittagszeit herum: zum Beispiel ein kurzer Spaziergang*	*Glückstagebuch: 5 Dinge aufschreiben, die Sie heute glücklich gemacht haben*
2	*Erstellen Sie einen Tagesplan: Setzen Sie Prioritäten bei den heutigen Aufgaben*	*Nehmen Sie sich eine Auszeit*	*Glückstagebuch: Was hat Sie heute glücklich gemacht?*

3	*Starten Sie mit einem Morgenritual: Wie wäre es mit Sport oder Meditction?*	*Verabreden Sie sich mit Kollegen oder Freunden zum Essen*	*Entlarven Sie heute einen negativen Glaubenssatz*
4	*Dehnen Sie Ihr Morgenritual etwas aus, um gelassener in den Tag zu starten: Beginnen Sie im Idealfall mit einigen Atemübungen*	*Rufen Sie eine gute Freundin an*	*Schreiben Sie sich mindestens 10 Argumente gegen Ihren Glaubenssatz von gestern auf – und formulieren Sie einen neuen Glaubenssatz*
5	*Führen Sie nach dem Aufwachen erst einige Dehnübungen aus und planen Sie einen Zeitpuffer zum normalen Aufstehen ein*	*Planen Sie zusammen mit Freunden eine gemeinsame Unternehmung (ohne Kinder)*	*Planen Sie heute einen kinderfreien Abend nur für sich ein!*
6	*Stellen Sie sich nach dem Aufstehen vor Ihren Spiegel*	*Gehen Sie spazieren oder führen Sie einige*	*Schreiben Sie erneut in Ihr Glückstagebuch*

	und lächeln Sie sich an – Sie sind toll!	Dehnübungen durch	
7	Setzen Sie sich heute neue Ziele für die Zukunft und schreiben Sie diese konsequent auf	Bereiten Sie sich für heute ein besonders leckeres Mittagessen zu – und genießen Sie jeden Bissen!	Überlegen Sie sich 5 Dinge, für die Sie gerade besonders dankbar sind
8	Gehen Sie Ihre Ziele von gestern an: Was müssen Sie unternehmen, um dem Erreichen des Ziels näher zu kommen?	Arbeiten Sie heute an Ihrer Empathie und versetzen Sie sich gedanklich in Ihre Kollegen hinein	Sprechen Sie mit Ihrer Familie über Möglichkeiten, wie auch Sie entlastet werden
9	Legen Sie die schwerste Aufgabe des heutigen Tages fest: Und beginnen Sie direkt damit!	Bemühen Sie sich heute, einen neuen Kontakt auf der Arbeit oder außerhalb der Arbeit zu knüpfen – bauen Sie Ihr Netzwerk auf!	Beschäftigen Sie sich heute vor dem Schlafen gehen mit progressiver Muskelentspannung und spannen und entspannen Sie einzelne Muskeln

10	*Schreiben Sie sich 5 Affirmationen (positive Sätze und Aussagen) auf und sprechen Sie zu Ihrem Spiegel- Lesen Sie diese ab jetzt täglich durch*	*Rufen Sie sich einen letzten Erfolg auf der Arbeit in Erinnerung*	*Wie wäre es mit einem Versuch in Meditation?*
11	*Starten Sie mit einer Auszeit von 5 Minuten für sich in den Tag*	*Gibt es aktuell ein Problem oder eine besondere Herausforderung in Ihrem Beruf? Benennen Sie diese und suchen Sie nach Lösungen!*	*Ich bin toll: Schreiben Sie sich 5 Dinge auf, die Sie an sich mögen*
12	*Formulieren Sie sich ein Ziel für heute, welches Sie erreichen wollen!*	*Nehmen Sie sich erneut in Ihrer Mittagspause eine Auszeit*	*Positive Emotionen: Achten Sie auf Ihre Gedanken und bemühen Sie sich um eine positive Formulierung*
13	*Schreiben Sie erneut eine To-Do-Liste für*	*Wann haben Sie das letzte Mal mit Ihren Eltern*	*Ich bin erfolgreich: Schreiben*

	heute und für die nächsten Tage – setzen Sie dabei klare Prioritäten!	*oder mit einem wichtigen Verwandten gesprochen? Holen Sie das heute nach!*	*Sie heute 5 Erfolge als Mutter sowie 5 Erfolge in Ihrem Beruf auf – es gibt sie in jedem Fall, die Erfolge!*
14	*Erkennen Sie einen großen Stressor in Ihrem Leben: Und arbeiten Sie ab jetzt daran, diesen zu entschärfen!*	*Überlegen Sie sich 5 Strategien, die Ihnen in Zukunft bei Arbeitsstress und Problemen helfen können – und setzen Sie diese um!*	*Schreiben Sie jeweils 5 Dinge auf, für die Sie dankbar und über die Sie glücklich sind – und machen Sie damit weiter!*

Mein persönlicher Tipp an Sie zum Abschluss: Achten Sie speziell auf Auszeiten, auf positive Gedanken und auf Ihren Umgang mit Stress. Viele andere Dinge fügen sich im Anschluss oder lassen sich nach und nach bearbeiten. Je besser Sie aber mit Stress, Problemen und allen Herausforderungen umgehen können, desto leichter wird Ihnen alles andere fallen!

Fazit

Resilienz ist eine Fähigkeit, die in unserer heutigen Zeit enorm wichtig geworden ist. Die innere Widerstandskraft hilft dabei, auch die großen Krisen im Leben zu meistern. Egal ob von Pandemien, Kriegen oder anderen globalen Problemen wie von Naturkatastrophen die Rede ist oder ob das Leben durch persönliche Probleme schwer ist: Resilienz hilft immer, damit besser umzugehen. Auch dann, wenn Ihr Leben vielleicht, ähnlich wie meines, von vielen Schicksalsschlägen gezeichnet ist. Sie lernen, besser mit diesen Schwierigkeiten umzugehen, damit Sie sich zu der stärksten Version Ihrer Persönlichkeit entwickeln können.

Es handelt sich bei einer starken Resilienz um eine ganz persönliche Entscheidung, die Sie treffen oder lassen können. Jeder Mensch hat die Möglichkeit, sich in eine positive Richtung bezüglich der inneren Widerstandskraft zu entwickeln. Das sollte nicht vergessen werden, da oft die aktuelle Haltung eher so ist, dass die Kraft noch nicht aufgebracht wurde, etwas zu ändern. Selbst wenn Sie sich völlig überlastet und verzweifelt fühlen, gibt es immer die Option, dass

Sie hier etwas verändern. Positive Emotionen, eine optimistische Grundhaltung sowie ein anderer, besserer Umgang mit Problemen im Alltag verändern hier alles. Und doch geht es um so viel mehr als nur darum zu entscheiden, ob das Glas nun halb voll oder halb leer ist. Ohne eine starke Resilienz bestimmen negative Gedanken, Krankheiten, Stress und ein hoffnungsloser Blick auf die Zukunft unser Leben. Jede Herausforderung im Alltag gleich dann einem Berg, der mühsam und mit Gepäck zu ersteigen ist. So muss es aber nicht sein!

Ich persönlich habe eine Reise zurückgelegt. Der Anfang meiner Reise war eine unsichere Frau, die oft negativ gedacht hat und mit Problemen sowie mit Stress nicht umgehen konnte. Einmal abgesehen von der niedrigeren Lebensqualität und dem Gefühl, immer etwas falsch zu machen oder nicht gut genug zu sein, war ich damit auch nicht glücklich. Erfolgreich zwar bis zu einem gewissen Punkt, doch nicht so sehr, wie ich es derzeit bin. Gerade Stress kann richtig krank machen und lässt sich bewältigen, wenn nur die richtige Herangehensweise bekannt ist. Diese habe ich im Laufe meiner Reise gelernt. Auch Ablehnung, Krisen, negative Menschen in meinem Umfeld oder ständige Kritik an mir können mir heute nicht mehr viel anhaben. Am Ende meiner Reise zur starken Resilienz bin ich zu der Frau geworden, die ich schon lange sein wollte. Von der Art Frau, die ich früher für ihre Stärke und den Glauben an positive

Entwicklungen bewundert habe. Und es war tatsächlich einfacher als ich damals dachte.

Sie selbst können sich auch so entwickeln und lernen, die Doppelbelastung von Familie und Beruf zu meistern! Es ist nicht erforderlich, die eigenen Bedürfnisse immer hintenan zu stellen und nur für andere Menschen zu leben. Sie selbst können nicht nur lernen, besser mit allen Herausforderungen umzugehen, sondern auch, wie Sie sich Auszeiten für sich selbst nehmen. Ich hoffe, dass Ihnen mein Resilienz Training dabei behilflich ist, damit Sie lernen, mit allen Belastungen im Alltag umzugehen.

Jetzt wünsche ich Ihnen erst einmal viel Erfolg bei der Umsetzung und hoffe, dass Sie viele hilfreiche Informationen erhalten haben – die Ihnen beim Training Ihrer Resilienz helfen werden!

Ihre Lea Fichtner

1. Auflage

Die Autorin wird vertreten durch:
Robin Stock/Dubliner Str.1/60327 Frankfurt